A VULVA
Manual Prático

Thieme Revinter

SEGUNDA EDIÇÃO

A VULVA

MANUAL PRÁTICO

GAYLE FISCHER
The University of Sydney, Australia

JENNIFER BRADFORD
The University of Western Sydney, Australia

Thieme
Rio de Janeiro • Stuttgart • New York • Delhi

Dados Internacionais de Catalogação na Publicação (CIP)

F529v

Fischer, Gayle
A Vulva: Manual Prático/Gayle Fischer & Jennifer Bradford; tradução de Mônica Regina Brito. – 2. Ed. – Rio de Janeiro – RJ: Thieme Revinter Publicações, 2018.

188 p.: il; 15,8 x 23 cm.
Título Original: *The Vulva: A Practical Handbook for Clinicians*

Inclui Índice Remissivo e Leituras Sugeridas
ISBN 978-85-5465-052-0

1. Doenças da Vulva. I. Título.

CDD: 618.1
CDU: 618.16

Tradução:
MÔNICA REGINA BRITO
Médica Veterinária, Tradutora Especializada na Área da Saúde, SP

Revisão Técnica:
DÉA SUZANA MIRANDA GAIO
Médica Ginecologista e Obstetra
Mestrado em Medicina pela Universidade Federal do Rio Grande do Sul (UFRGS)

Título original:
The Vulva: A Practical Handbook for Clinicians, Second Edition

ISBN 978-1-316-50895-4

Rua do Matoso, 170, Tijuca
20270-135, Rio de Janeiro – RJ, Brasil

Thieme Medical Publishers
http://www.thieme.com

Capa: Thieme Revinter e Design CRv – Raul Rangel
Ilustração: Designed by Ydalabs/Freepik

Impresso no Brasil por Zit Editora e Gráfica Ltda.
5 4 3 2 1
ISBN 978-85-5465-052-0

Nota: O conhecimento médico está em constante evolução. À medida que a pesquisa e a experiência clínica ampliam o nosso saber, pode ser necessário alterar os métodos de tratamento e medicação. Os autores e editores deste material consultaram fontes tidas como confiáveis, a fim de fornecer informações completas e de acordo com os padrões aceitos no momento da publicação. No entanto, em vista da possibilidade de erro humano por parte dos autores, dos editores ou da casa editorial que traz à luz este trabalho, ou ainda de alterações no conhecimento médico, nem os autores, nem os editores, nem a casa editorial, nem qualquer outra parte que se tenha envolvido na elaboração deste material garantem que as informações aqui contidas sejam totalmente precisas ou completas; tampouco se responsabilizam por quaisquer erros ou omissões ou pelos resultados obtidos em consequência do uso de tais informações. É aconselhável que os leitores confirmem em outras fontes as informações aqui contidas. Sugere-se, por exemplo, que verifiquem a bula de cada medicamento que pretendam administrar, a fim de certificar-se de que as informações contidas nesta publicação são precisas e de que não houve mudanças na dose recomendada ou nas contraindicações. Esta recomendação é especialmente importante no caso de medicamentos novos ou pouco utilizados. Alguns dos nomes de produtos, patentes e *design* a que nos referimos neste livro são, na verdade, marcas registradas ou nomes protegidos pela legislação referente à propriedade intelectual, ainda que nem sempre o texto faça menção específica a esse fato. Portanto, a ocorrência de um nome sem a designação de sua propriedade não deve ser interpretada como uma indicação, por parte da editora, de que ele se encontra em domínio público.

Apresentação

Este é o mais abrangente e conciso livro que conheço e que inclui o reconhecimento e o manejo das doenças da vulva: é uma escolha excelente para ginecologistas, dermatologistas e clínicos gerais. É um texto para o manejo das situações reais que, algumas vezes, podem ser muito complexas e desafiadoras.

As doenças da vulva não representam uma prioridade no ensino médico e na educação de cuidadores da saúde de mulheres, nem são uma prioridade das "iniciativas de atenção à saúde de mulheres". Estas condições, geralmente, são ignoradas na formação médica em todos os níveis. As próprias mulheres, em geral, não recebem informações sobre a saúde genital em razão dos tabus culturais predominantes. O resultado é, geralmente, a negligência no ensino das condições da vulva e, consequentemente, as doenças vulvares são consideradas difíceis de diagnosticar e de tratar.

Este livro é sucinto, bem organizado e abrange os aspectos básicos da vulva, com diagramas excelentes. É escrito em um formato simples e de fácil leitura. Cada capítulo inclui a apresentação clínica, as concepções errôneas e as perguntas comuns para cada condição. Cada condição é abordada de forma concisa e relevante. Fotografias clínicas e ilustrações coloridas mostram um amplo espectro de dermatoses e lesões vulvares. O manejo é apresentado em forma de listas simplificadas.

Coescrito por uma dermatologista e uma ginecologista – ambas médicas e pesquisadoras experientes especializadas em condições vulvares – este manual representa um guia ilustrado único das causas, do diagnóstico, do tratamento e do controle das condições vulvares agudas e crônicas. Com sua abordagem "didática" única e prática, este manual abrangente é imprescindível para o aprendizado e formação dos profissionais de saúde envolvidos nos cuidados da área mais evitada e mal-ensinada da saúde das mulheres.

Lynette J. Margesson MD FRCPC
Assistant Professor of Obstetrics & Gynecology and Surgery (Dermatology)
Geisel School of Medicine at Dartmouth, Hanover, NH, EUA

Prefácio

A primeira edição deste livro foi publicada em 2010, quando existiam poucas publicações baseadas em evidências científicas sobre doença vulvar. Felizmente, a situação melhorou e o texto inteiro foi alterado para acrescentar este novo conhecimento. Listas de leitura adicional foram incluídas no final dos capítulos. Nos últimos 5 anos, os próprios autores concluíram pesquisas importantes sobre candidíase genital, líquen plano, líquen escleroso e vaginite persistente e um resumo destas informações e de pesquisas relevantes de outros centros também é apresentado.

Sem diagnóstico preciso, não pode haver tratamento eficaz. Mesmo atualmente, alguns distúrbios da vulva são frequentemente ignorados e mal controlados com grande frequência. Nosso objetivo é desmistificar a doença vulvar e explicar como o diagnóstico preciso e o tratamento eficaz são possíveis e estão ao alcance de clínicos das mais diversas localizações.

Glossário

Acantose *nigricans* – manchas de aspecto aveludado e hiperpigmentadas, às vezes apresentando superficície verrucosa na região, ocorrendo, geralmente, na região das axilas, pescoço, área anogenital e virilha
Alopecia *areata* – condição autoimune que causa perda capilar em áreas circulares, que podem evoluir para calvície completa
Amebíase – infecção tropical causada pela *Entamoeba histolytica*, comumente causando gastroenterite
Angioqueratoma – lesão benigna elevada de coloração violácea e superfície hiperqueratótica, formada por vasos sanguíneos e, geralmente, observada nos grandes lábios
Apareunia – incapacidade de realizar o coito em razão de uma disfunção sexual física ou psicológica
Aftas – úlceras pequenas, superficiais e dolorosas que, geralmente, afetam a mucosa oral, mas também podem ocorrer com menor frequência na vulva
Atopia – condição genética comum caracterizada por asma, febre do feno e dermatite e, em algumas pacientes, respostas a IgE exageradas
Tireoidite autoimune – doença inflamatória da tireoide associada a altos níveis de autoanticorpos antitireoidianos
Flictena – bolha com conteúdo líquido seroso (ver também Vesícula)
Manchas de Campbell de Morgan – pápulas vermelhas na pele resultantes da proliferação de vasos sanguíneos. Muito comuns em pessoas de meia-idade
Candidíase – infecção fúngica causada pela espécie *Candida*, geralmente a *C. albicans*
Celulite – infecção cutânea bacteriana caracterizada por eritema doloroso difuso, geralmente causada pelo *Streptococcus* do grupo A
Cancroide – infecção tropical sexualmente transmissível causada pelo *Haemophilus ducreyi* e caracterizada por úlceras genitais
Comedões – também conhecidos como cravos pretos: pápulas com um centro escuro causadas por acúmulo de material sebáceo nos folículos pilosos
Doença de Crohn – doença inflamatória que pode afetar qualquer parte do trato gastrointestinal, desde a boca até o ânus, o que causa uma ampla variedade de sintomas
Citocinas – substâncias imunorreguladoras
Dermoscopia – técnica para o exame de lesões cutâneas com o uso de um dispositivo de magnificação portátil
Descamação – escamação das camadas externas da pele
Vulvovaginite inflamatória descamativa – vulvovaginite crônica, não infecciosa, rara, caracterizada por exantema do introito vaginal doloroso, dispareunia e leucorreia
Doença de Dowling-Degos – é uma doença rara, que causa hiperpigmentação reticulada da pele da vulva e das axilas
Dispareunia – intercurso sexual doloroso
Eritema – vermelhidão da pele

Foliculite – inflamação ou infecção de um ou mais folículos pilosos caracterizada por erupção pustular
Fômite – qualquer objeto inanimado ou substância capaz de carregar microrganismos infecciosos
Fúrcula – pequena dobra de membrana que une os pequenos lábios na região posterior da vulva
Doença de Fox-Fordyce – é um distúrbio cutâneo raro, caracterizado pelo desenvolvimento de nódulos pruriginosos ao redor dos folículos pilosos da área axilar, região púbica e/ou ao redor dos mamilos
Hamartoma – neoplasia provocada pelo crescimento excessivo de tecido normal
Hidradenite supurativa – condição crônica, recorrente, grave das glândulas sudoríparas apócrinas caracterizada pela formação de nódulos, pústulas e fístulas
Hiperalgesia – dor ou desconforto causado pelo toque leve ou intolerância a roupas justas
Inguinal – relativo à região da virilha
Intertriginoso – região de dobras onde duas áreas cutâneas se tocam ou sofrem fricção
Fenômeno de Koebner – refere-se a lesões cutâneas que aparecem em áreas de traumatismo crônico
Leishmaniose – doença cutânea caracterizada por úlceras e nódulos causados por parasitas protozoários do gênero *Leishmania* e transmitida por picada de mosquito
Liquenificação – espessamento da superfície epitelial causada pelo ato de coçar
Linfogranuloma venéreo – doença sexualmente transmissível, causada pela *Chlamydia trachomatis*, que provoca a formação de abscessos e úlceras genitais
Maceração – caracteriza-se pelo amolecimento e branqueamento da pele em razão da exposição prolongada à umidade
Máculas – alteração na coloração da pele sem elevação ou depressão
Marsupialização – incisão da cápsula de um cisto com sutura das bordas do cisto com a pele
Molusco contagioso – doença cutânea viral caracterizada pela formação de pequenas pápulas umbilicadas
Morfeia – condição caracterizada pela formação de áreas de fibrose cutânea similares a uma cicatriz
Petéquias – lesões púrpuro-avermelhadas da pele ou da mucosa que ocorrem em razão de extravasamento de sangue dos capilares
Nevos – manchas de nascença ou manchas cutâneas pigmentadas
Neurofibromatose – é uma doença genética que se caracteriza pelo aparecimento de múltiplos tumores na pele (neurofibromas) e em todo o sistema nervoso, associados a lesões cutâneas pigmentadas
Ulceração genital aguda não sexual (NSAGU) – ulceração aftosa da vulva (ver Aftas)
Papiloma – tumor benigno pediculado
Papilomatoso – aspecto elevado e rugoso, similar a uma verruga
Pápulas – lesões elevadas firmes na pele
Pediculado – que cresce ou se insere a um pedículo ou haste
Anemia perniciosa – anemia causada por deficiência de vitamina B12
Prurido – coceira
Punctum – abertura de um cisto sebáceo
Rugoso – enrugado ou com cristas
Adenite sebácea – inflamação recorrente das glândulas sebáceas dos pequenos lábios
Hiperplasia sebácea – ocorre em decorrência do aumento benigno das glândulas sebáceas, provocando a formação de elevações na pele de coloração branco-amarelada
Queratose seborreica – lesões cutâneas benignas que ocorrem na vida adulta, também conhecidas como "verrugas senis"
Espongiose – é um termo histopatológico que significa presença de edema entre os queratinócitos ou entre as células encontradas na epiderme

Estenosado – estreitado
Estrias – marcas finas
Siringomas – tumores inofensivos dos ductos sudoríparos
Telangiectasia – dilatação dos pequenos vasos sanguíneos superficiais
Esclerose tuberosa – doença genética multissistêmica rara caracterizada por lesões cutâneas e tumores internos
Umbilicado – marcado por pontos deprimidos semelhantes a um umbigo
Vesícula – é uma pequena bolha na epiderme contendo líquido em seu interior
Violáceo – de cor violeta
Vitiligo – doença autoimune caracterizada por perda do pigmento cutâneo
Vulvovaginite – inflamação da vagina e vulva

Sumário

Capítulo 1

Noções Básicas

As pacientes com problemas vulvares geralmente passam muitos anos em busca de um diagnóstico e de um tratamento eficaz. Os motivos são os seguintes:

- A maioria das condições vulvares representa doenças dermatológicas crônicas que não podem ser curadas e precisam de controle. Na vulva, em geral, estas condições se apresentam com uma aparência e comportamento diferente das mesmas condições em outras partes do corpo. Além disso, o manejo frequentemente precisa ser modificado para que seja eficaz na vulva.
- Os distúrbios dermatológicos da vulva têm uma importância muito maior para a paciente do que a mesma condição em outras áreas do corpo com menos significado emocional. Frequentemente as pacientes não apresentam os sintomas do distúrbio vulvar, mas se apresentam com as queixas relacionadas com as consequências sexuais ou de relacionamento. Portanto, não surpreende que, no passado, mulheres com distúrbios vulvares fossem injustamente rotuladas como "psicossomáticas".
- A vulva e a vagina estão localizadas no centro da pelve, têm uma relação próxima com outros órgãos pélvicos e estão ligadas a eles por meio da estrutura miofascial do assoalho pélvico (ver Figuras 1.1-1.3). A dor vulvar referida de outras vísceras pélvicas, e até mesmo da coluna vertebral ou da articulação do quadril, é um conceito importante na compreensão de distúrbios vulvovaginais.
- As doenças da vulva vêm acompanhadas de uma carga emocional significativa. O constrangimento comumente impede as pacientes de buscarem ajuda. Os médicos são humanos e o constrangimento também pode afetá-los. Frequentemente escutamos as pacientes revelarem que receberam uma receita médica sem terem sido examinadas. Geralmente é difícil para os médicos a realização de uma anamnese adequada em razão da natureza íntima dos sintomas de uma mulher e da necessidade de obterem uma história detalhada da vida sexual e comportamental. Para obter esta história é necessário paciência e empatia. As pacientes podem evitar falar sobre o que realmente estão pensando ou, pelo contrário, podem relatar muitas informações de forma desorganizada e com alta carga emocional. É essencial ajudá-las a organizar os pensamentos. Comece pelo início e faça com que elas tentem se lembrar de como suas queixas evoluíram até o momento da chegada em seu consultório.

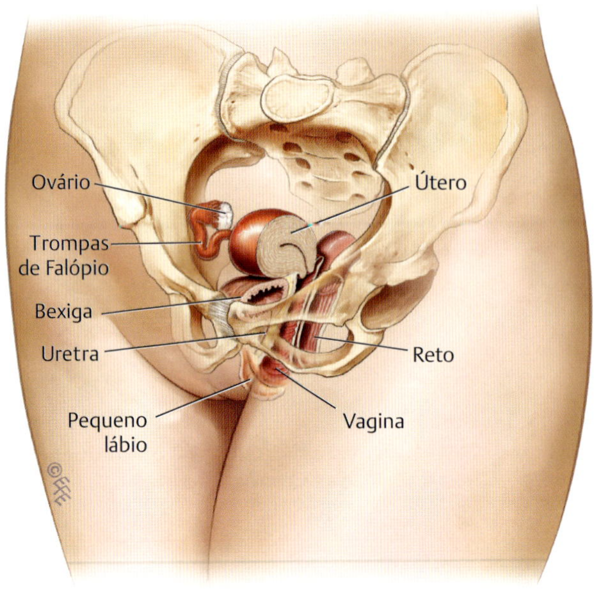

Figura 1.1 Trato reprodutivo feminino. Com permissão de Dr. Levent Efe, CMI.

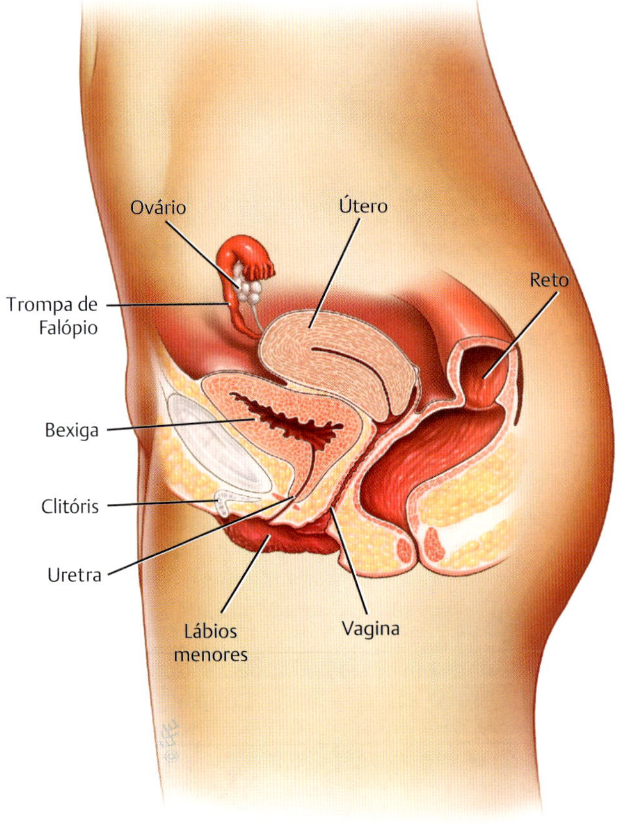

Figura 1.2 Trato reprodutivo feminino: visão lateral. Com permissão de Dr. Levent Efe, CMI.

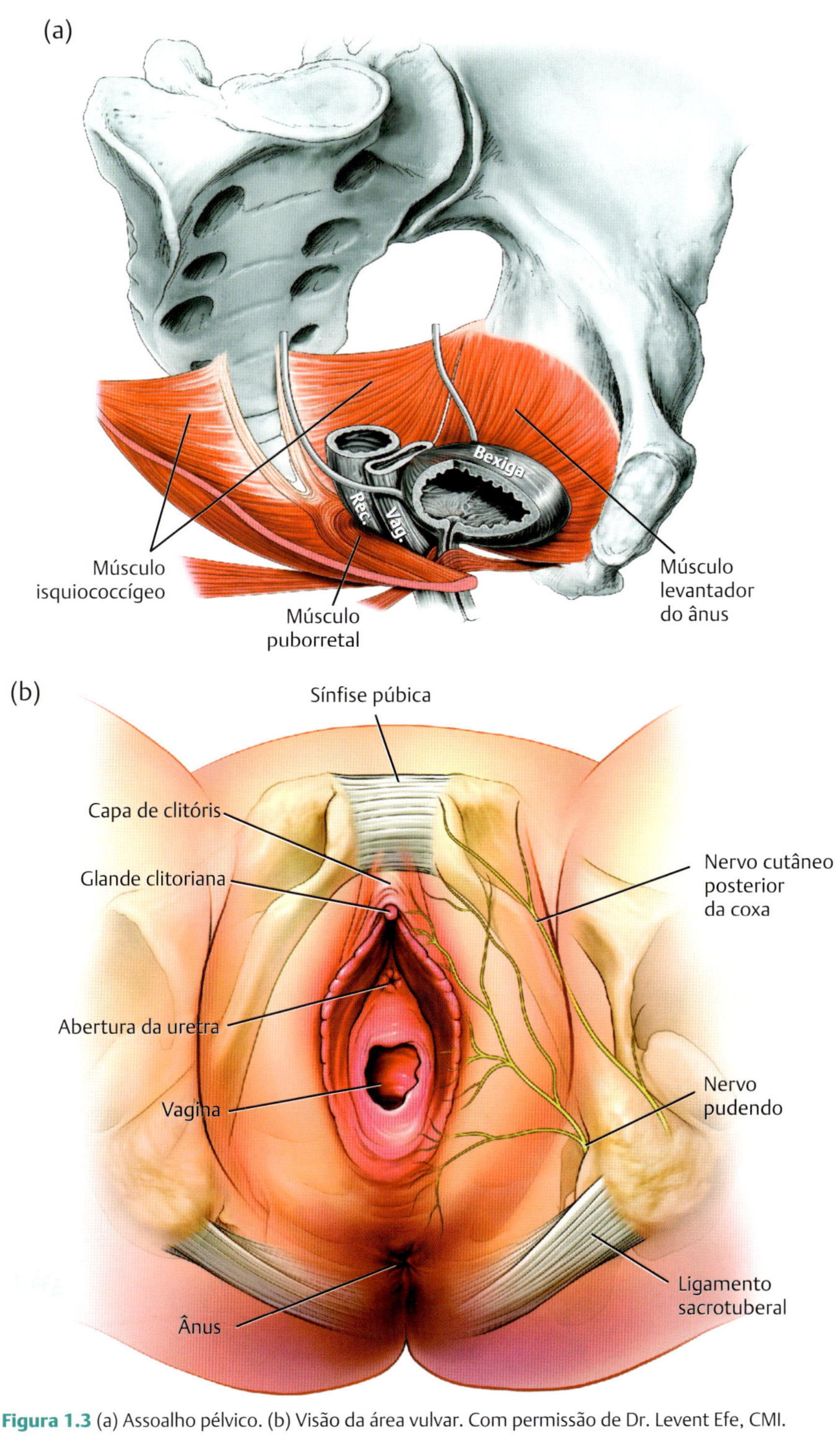

Figura 1.3 (a) Assoalho pélvico. (b) Visão da área vulvar. Com permissão de Dr. Levent Efe, CMI.

Uma questão emergente no controle da doença vulvar é o paciente transgênero. Pacientes que fizeram a transição de homem para mulher e apresentam uma neovagina, e pacientes que fizeram a transição de mulher para homem e mantiveram a vagina, que sofreu alterações pela exposição a andrógenos, formam um grupo único com suas próprias necessidades especiais.

Compreendendo as Condições Vulvares

O manejo das pacientes com distúrbios da vulva requer, fundamentalmente, conhecimento dermatológico para o diagnóstico e tratamento, especialmente em relação aos problemas cutâneos com predileção por esta parte do corpo. No entanto, o conhecimento dermatológico não é suficiente. Uma compreensão da ginecologia, gastroenterologia, urologia, bacteriologia vaginal, função e disfunção espinal e, finalmente, da medicina sexual é essencial para o manejo apropriado.

Outro desafio é o grupo de pacientes que nas quais o diagnóstico é um desafio. Acreditamos que este grupo seja, na verdade, muito pequeno e que seja possível classificar quase todas as pacientes. Entretanto, isto depende de uma anamnese detalhada e da interação entre as diferentes áreas da medicina. Os casos mais difíceis de distúrbio vulvar são sempre multifatoriais. O termo "vulvodínia" (dor vulvar de origem desconhecida) não é usado neste livro, pois acreditamos que um diagnóstico racional pode, eventualmente, ser encontrado para quase todos os sintomas da vulva.

O objetivo deste livro é apresentar esses conceitos e oferecer recomendações práticas de manejo. Estas informações estão embasadas nos 50 anos de experiência do nosso grupo no cuidado das mulheres com doença vulvar e no resultado das pesquisas científicas publicadas pelo nosso grupo e por outros autores.

Esperamos que este livro forneça aos clínicos as ferramentas para uma abordagem segura das pacientes, e que isto possa melhorar a vida de muitas mulheres.

Anatomia

A Vulva

A vulva não é apenas parte da pele, é também a entrada do trato genital. É essencial compreender que a pele vulvar se estende até a região do hímen. Isto significa que as erupções cutâneas que atingem o introito vaginal são classificadas como vulvares e a paciente deve ser instruída a aplicar internamente qualquer tratamento para o adequado controle dessas erupções.

A vulva está exposta a muitos irritantes potenciais, que podem causar sintomas dermatológicos. Estes incluem:

- Corrimento vaginal, tanto normal como anormal
- Fluido menstrual
- Sêmen
- Urina
- Fezes
- Suor
- Roupas justas
- Lubrificantes
- Produtos perfumados, incluindo papel higiênico, lenços umedecidos e produtos de higiene feminina
- Medicamentos
- Absorventes e protetores de calcinha
- Práticas de remoção de pelos

A Vagina

A vagina é o canal localizado entre o útero e a vulva. A mucosa vaginal está propensa a distúrbios similares àqueles que ocorrem na boca. Está localizada na porção média da pelve inferior (ver Figura 1.1), suas relações anatômicas são as seguintes:

- Bexiga e uretra
- Colo do útero
- Reto e ânus
- Fundo de saco peritoneal uterovesical e retovaginal
- Sacro e cóccix

O Assoalho Pélvico

O assoalho pélvico é uma estrutura miofascial que envolve toda a pelve (Figura 1.3). É dividido funcionalmente em parte superior e inferior. A parte superior sustenta o colo vesical, o colo do útero e a porção superior do reto. A parte inferior sustenta a uretra, a vagina e a região inferior do reto e do ânus.

O assoalho pélvico atua como um canal para a dor referida em toda a pelve. Está intimamente relacionado aos músculos da região lombar e quadril, e pode estar envolvido na disfunção lombossacra.

Inervação

A inervação da parte inferior da vagina, da vulva e do ânus provém das raízes S2, S3 e S4 do nervo sacral através do nervo pudendo. A vulva anterior é inervada pelo ramo genital do nervo genitofemoral (L1-L2) e do nervo ilioinguinal (L1). Portanto, distúrbios lombossacrais, coccígeos e da coluna torácica inferior podem produzir dor referida na vulva.

Apresentação Clínica

A maioria das pacientes com sintomas vulvares crônicos apresenta uma doença cutânea como o eczema, a psoríase ou o líquen escleroso, ou sofre de candidíase vulvovaginal crônica. Muitas apresentam uma história pessoal ou familiar da mesma condição, ou têm alguma evidência da mesma alteração em outra região do corpo. Pacientes que apresentam eczema geralmente são atópicas. Esta informação pode fornecer pistas muito úteis para um possível diagnóstico.

Quando uma paciente apresenta uma queixa vulvar, em geral ela está se referindo a um ou mais dos sintomas apresentados abaixo. Algumas vezes as pacientes têm dificuldade de expressar seus pensamentos e pode ser útil revisar uma lista de sintomas para esclarecer as queixas:

- Prurido
- Exacerbação dos sintomas no período pré ou pós-menstrual
- Irritação
- Inflamação
- Dor
- Dispareunia
- Ardor
- Fisgadas
- Pontadas
- Sensação de formigamento

- Sensibilidade da vulva
- Disúria

A duração dos sintomas, os fatores precipitantes ou agravantes e os tratamentos prévios já realizados devem ser registrados. A função vesical e do trato intestinal e o ciclo menstrual também devem ser registrados, visto que a doença vulvovaginal está frequentemente associada à disfunção nesses sistemas. Artropatia do quadril e coluna e disfunção miccional podem exercer um papel significativo nos sintomas vulvares e devem ser registrados.

Qual o Significado dos Sintomas?

Prurido e *irritação* geralmente são causados por uma condição cutânea inflamatória não erosiva. *Ardor, fisgadas, pontadas, formigamentos* e *sensibilidade da vulva* geralmente são causados por disfunção neuromuscular. *Inflamação* e *dor* frequentemente são causadas por erosões ou fissuras, em razão de uma alteração cutânea ou secundária a escoriações produzidas pelo ato de coçar.

Dispareunia

Dispareunia significa dor durante o intercurso sexual. É classificada em abdominal e vulvovaginal. A *dispareunia abdominal* geralmente está relacionada com doença ou disfunção que ocorre no nível do colo uterino ou acima dele. A dor é sentida no abdome inferior, que está interligado ao assoalho pélvico. A *dispareunia vulvovaginal* é causada por uma doença ou disfunção do assoalho pélvico inferior. A dor ocorre no introito vaginal ou um pouco acima da vagina. Esta dor geralmente está relacionada com uma condição cutânea vulvovaginal, que causa fissura, rachadura ou sensibilidade na vulva ou introito vaginal. Também pode estar associada à disfunção do assoalho pélvico.

Alguns aspectos importantes que devem ser investigados na anamnese que busca esclarecer a dispareunia são os seguintes:

- Localização da dispareunia no introito vaginal (com um espelho, se necessário)
- Início da dor:
  - na fase preliminar (ou masturbação)
  - durante o intercurso vaginal ou
  - após término do intercurso, e
  - se ocorre de forma gradual ou súbita
- Duração da dor após o intercurso
- Natureza da dor: fissura ou escoriação, leve ou intensa
- O que alivia a dor
- Se a dor é severa o bastante para resultar em apareunia
- Se a dor é sentida também em um contexto não sexual, particularmente com a inserção de absorventes internos ou com pressão sobre a vulva, por exemplo, ao andar de bicicleta

Anamnese

Anamnese Dermatológica

Os seguintes fatores na história dermatológica de uma paciente podem ser relevantes para a avaliação dos distúrbios da vulva:

- Doença atópica: eczema, febre do feno, asma
- Psoríase
- Condições autoimunes: lúpus eritematoso sistêmico, síndrome de Sjögren, tireoidite autoimune, anemia perniciosa

- Reações alérgicas a medicamentos ou terapia tópica
- Líquen plano

Anamnese Ginecológica

Os distúrbios do ciclo menstrual geralmente resultam no uso mais frequente de absorventes de proteção menstrual, causando mais irritação de contato.

O estado estrogênico é importante. É baixo em mulheres na pós-menopausa e lactantes e, é claro, em meninas pré-púberes. Em geral, a candidíase vaginal não ocorre em um ambiente com baixo nível estrogênico e, portanto, deve-se presumir que uma mulher na pós-menopausa, que não está usando estrogênio por via sistêmica ou vaginal, não tem candidíase, salvo prova em contrário.

Cirurgia ginecológica, incluindo cirurgia a *laser*, mesmo quando pequena, pode causar ou agravar distúrbios vulvares.

As pacientes geralmente pressupõem que seus sintomas sejam causados por infecções sexualmente transmissíveis. É importante avaliar esta possibilidade, mas a investigação frequentemente é negativa.

A infecção da vulva pelo vírus herpes simples raramente causa, por si só, sintomas vulvares crônicos, mas pode ser o fator precipitante de dermatite vulvar crônica, dispareunia de entrada, dor neuropática ou, muito ocasionalmente, ansiedade ou comportamento obsessivo-compulsivo.

Anamnese Urológica

A incontinência urinária está fortemente associada a distúrbios vulvares, em decorrência de maceração, mas pode ser causada pela mesma disfunção neuromuscular que afeta a bexiga e que pode, também, afetar a vulva.

Os distúrbios vulvovaginais podem causar alterações vesicais, infecciosas e não infecciosas. Muitas pacientes, entretanto, apresentam somente os sintomas vesicais secundários e o distúrbio de vulva só poderá ser identificado após uma anamnese detalhada mostrando que a causa real está na vagina ou na vulva.

A cirurgia urológica, mesmo a cistoscopia diagnóstica, pode causar sintomas vulvares.

Muito ocasionalmente, os sintomas que se originam na bexiga podem ser sentidos na vulva e na vagina sem sintomatologia vesical aparente.

Anamnese do Trato Gastrointestinal

Os distúrbios intestinais, especialmente a diarreia, podem causar ou agravar distúrbios vulvovaginais.

A presença de hemorroidas dificulta a limpeza anal após a defecação.

A incontinência fecal deve sempre ser investigada nas mulheres que tiveram parto vaginal. É surpreendente o quão frequente isso ocorre.

A presença de doenças que causa má absorção, comumente doença celíaca, pode resultar na redução da eficácia dos medicamentos prescritos.

Raramente a doença de Crohn pode afetar diretamente a vulva.

Anamnese Musculoesquelética

É essencial investigar os seguintes aspectos:

- Lesões de coluna (acidentes de carro, quedas sobre o cóccix, levantamento de peso, quedas causando lesão de coluna)
- Dor ciática
- Dor, artrite e lesão na articulação do quadril

- Osteoartrite lombossacral com/sem protrusão discal
- Cirurgia da coluna vertebral
- Rotinas de exercício
- Ganho de peso

Anamnese Comportamental: Assunto Secreto das Mulheres

É muito provável que sua paciente tenha suas próprias convicções, práticas e rituais de higiene pessoal. Estes geralmente são valorizados e difíceis de mudar. Você precisa descobrir, e só conseguirá descobrir perguntando. Pergunte especificamente sobre possíveis irritantes e alérgenos, incluindo:

- Rotinas de higiene: frequência, uso de sabão, banhos de espuma e óleos perfumados
- Absorventes higiênicos, absorventes para incontinência, protetores diários e absorventes internos
- Lubrificantes
- Camisinhas
- Raspagem e depilação
- Duchas
- Calcinhas, calcinhas tipo fio-dental
- Remédios de venda livre e caseiros
- Rotinas de exercícios, incluindo vestuário
- Esportes, particularmente ciclismo e equitação
- Natação, saunas e banheiras

Anamnese Psicológica

Embora esta avaliação não precise ser aprofundada, é importante determinar alguns pontos relevantes:

- A paciente ainda é capaz de apreciar o intercurso sexual
- O seu parceiro é compreensivo
- Foi preciso interromper a relação sexual em razão de seu problema
- Apresenta depressão, vergonha ou ansiedade sem associação ao seu problema
- Ela teve experiências sexuais traumáticas, recentemente ou quando criança
- Se a paciente for uma criança, abuso sexual foi considerado e como isto afetou a família
- Ela possui opiniões sobre sua condição que estejam relacionadas com informações falsas, geralmente obtidas na internet
- Ela está descontente com a medicina por causa da falha terapêutica prévia

Convicções da Paciente

É importante identificar se as crenças da paciente podem interferir sobre seus sintomas e sobre sua atitude em relação aos possíveis tratamentos. Exemplos de convicções que podem ter impacto sobre suas estratégias terapêuticas incluem:

- A suposição de que os sintomas vulvares sejam causados por candidíase (embora isto envolva, no máximo, 20% dos casos)
- Medo de que o tratamento com estrogênio irá predispor ao câncer de mama
- Medo de que o uso de absorventes internos resultará em choque séptico
- Uma convicção de que os sintomas sejam causados por herpes genital, mesmo na ausência de evidência objetiva

- Medo de usar qualquer forma de corticosteroide (irá "afinar a pele")
- Medo de que a condição cutânea seja transmissível
- Medo de câncer
- A convicção de que sua condição seja o resultado de um encontro sexual
- A convicção de que sua condição tenha sido transmitida pelo contato com um fômite (como vaso sanitário)

Resumo da Anamnese

- Sintomas
- Ciclo dos sintomas
- Duração do problema
- Tratamento prévio e melhora obtida, mesmo que brevemente
- Hábitos pessoais
- Histórico dermatológico pessoal e familiar
- Doença atópica
- Dispareunia
- Efeito sobre as relações sexuais
- Anamnese ginecológica
- Anamnese gastrointestinal
- Anamnese urológica
- Anamnese médica geral
- Anamnese psicológica
- Medicamentos, incluindo os de venda livre
- Alergias
- Assuntos secretos das mulheres

Exame

A vulva e a vagina apresentam grande variabilidade anatômica e de coloração. Algumas dessas variações são congênitas, algumas estão relacionadas com a idade e muitas são provocadas pelo parto vaginal. A mutilação da genitália feminina poderá ser vista esporadicamente e também o fenômeno cada vez mais comum de plástica labial estética de redução poderá ser identificado. A capacidade de o clínico definir o que é "normal" no exame será, portanto, determinada por sua experiência clínica em medicina feminina.

Embora a maioria dos problemas vulvares seja, fundamentalmente, de origem dermatológica, a manifestação da maioria das doenças cutâneas é muito diferente quando ocorre no epitélio genital e pode ser bastante discreta. É essencial uma boa iluminação e um posicionamento adequado da paciente para permitir ótima visualização da região genital. Uma cadeira ginecológica com suporte de apoio para pés é ideal. No entanto, muitas pacientes se sentem humilhadas e ficam ansiosas por terem seus pés colocados em estribos e este tipo de perneira não é necessário para um exame vulvar adequado.

A inspeção deve iniciar primeiro pela região inguinal e região púbica, depois pelos grandes lábios externos, pelos sulcos labiais internos e, então, pelo introito vaginal. O prepúcio deve ser delicadamente retraído para inspecionar a glande clitoriana. Para incluir o exame da área perianal e fenda glútea a paciente pode ser posicionada deitada de lado. O exame cutâneo geral deve ser realizado para investigar sinais que possam ajudar no diagnóstico, por exemplo, evidências de psoríase ou de líquen plano. O exame da mucosa vestibular deve ser incluído para investigação de sinais de líquen plano.

É bastante útil usar um espelho de mão para que a paciente possa apontar a área de sua queixa e o clínico pode mostrar à paciente as áreas que realmente requerem aplicação de qualquer tratamento tópico. Muitas mulheres nunca inspecionaram sua própria vulva e é importante que elas se familiarizem com sua própria anatomia e como as várias partes da vulva são denominadas.

Variações Comuns do Aspecto Normal da Vulva

As variações comuns no aspecto normal da vulva incluem:

- Pigmentação: as mulheres não caucasianas comumente apresentam hiperpigmentação dos pequenos lábios; entretanto, as pacientes de todas as raças podem apresentar manchas pigmentadas na vulva, "efélides"
- Tamanho dos pequenos lábios: as meninas pré-púberes possuem pequenos lábios muito pequenos, mas quase todas as mulheres adultas normais na pré-menopausa possuem pequenos lábios; após a menopausa, o tamanho destes pode-se reduzir de forma significativa
- Assimetria dos pequenos lábios
- Tamanho da abertura vaginal
- Grau de rugosidade da superfície mucosa dos pequenos lábios e da mucosa vaginal
- Papilomatose vulvar (minúsculas projeções da superfície interna dos pequenos lábios, uma variante normal)
- Proeminência das glândulas sebáceas ("grânulos de Fordyce")
- Eritema: em algumas pacientes, o sulco entre os pequenos e grandes lábios é persistentemente vermelho na ausência de qualquer patologia
- Tamanho e densidade dos pelos pubianos
- Tamanho do clitóris
- Proeminência do orifício das glândulas (estas podem formar depressões evidentes na superfície da mucosa)
- Quantidade de secreção normal
- Membrana aparente na base da fúrcula

Encontrando Anormalidades durante o Exame Físico

Erupções vulvares podem ser discretas e o exame inicial pode sugerir uma vulva normal. É preciso procurar cuidadosamente por:

- Aumento de eritema dos pequenos lábios ou do sulco entre os pequenos e grandes lábios
- Fissuras (rachaduras): talvez seja necessário esticar a pele gentilmente para encontrar essas fissuras
- Mudança na textura: liquenificação dos grandes lábios e do epitélio perianal, aspecto de "papel de cigarro"
- Evidência de erosões ou úlceras
- Petéquias na mucosa
- Alteração da cor: clara ou escura
- Atrofia da mucosa
- Presença de quaisquer lesões incomuns

Não se surpreenda caso não haja anormalidades. Muitas pacientes com sintomas vulvares significativos são normais ao exame. Este achado significa que elas possuem uma doença cutânea episódica ou que seus sintomas não são causados por um problema dermatológico.

Exame Especular

Muitas doenças cutâneas vulvares envolvem apenas a vulva e não há necessidade de um exame especular. As doenças que se estendem para a vagina geralmente são tão desconfortáveis que o exame especular é muito difícil de ser realizado e precisa ser adiado até que ocorra a melhora da dor com o tratamento.

Se o introito vaginal estiver envolvido com aparente extensão para a vagina, deve-se realizar um exame especular usando um instrumento com lâminas retas e pequenas. Lembre-se de que você não está colhendo um exame citológico e, portanto, uma visão completa de toda a vagina não é essencial. Seu objetivo é visualizar a parede vaginal para determinar o grau da inflamação intravaginal.

Procurar por:

- Eritema, e se este é confluente ou irregular
- Erosões
- Petéquias
- Grau, cor e tipo de secreção

Investigações

As investigações mais comumente realizadas em pacientes com doenças vulvares são:

- *Swab* da parte inferior da vagina para identificação de infecção bacteriana ou por *Candida*
- *Swab* viral para PCR na suspeita de infecção pelo vírus herpes simples; esta amostra deve ser obtida de uma úlcera ou erosão
- *Swab* vulvar para identificação de infecção bacteriana ou por *Candida*
- Raspado do epitélio vulvar para diagnóstico de infecção por dermatófitos (*tinea*)
- Biópsia cutânea

Um *swab* da parte inferior da vagina deve ser coletado de todas as pacientes. Um *swab* da parte superior da vagina, coletado durante um exame especular, é desnecessário e pode não refletir o ambiente da vagina inferior. Além disso, a inserção do espéculo acima do epitélio vulvar inflamado normalmente é intensamente dolorosa.

Swab e raspado vulvar devem ser realizados se houver suspeita de uma infecção do epitélio piloso.

Biópsia cutânea deve ser realizada na presença de uma erupção ou de lesão visível que seja diagnosticável por biópsia, particularmente na suspeita de malignidade. Nunca deve ser feita no epitélio clinicamente normal.

Outros testes que podem ser relevantes incluem:

- Jato médio de urina na presença de sintomas urológicos
- Teste de contato na suspeita de alergia de contato
- Hormônio folículo-estimulante: este pode, em alguns casos, ser necessário para auxiliar na confirmação de menopausa
- Testes para doença autoimune sistêmica, que pode ser relevante em pacientes com condições como o líquen escleroso

Colposcopia geralmente é desnecessária no diagnóstico de distúrbios vulvovaginais, exceto quando uma neoplasia intraepitelial for suspeita. O uso de ácido acético na vulva é desnecessário em doenças cutâneas benignas e geralmente produz dor significativa, considerada traumática pelas pacientes.

Classificação da Paciente

No final da anamnese e exame, você irá constatar que pacientes com doença vulvar se encaixam nas seguintes categorias:

- Pacientes com uma erupção cutânea e sintomas não cíclicos
- Pacientes com uma erupção cutânea e sintomas cíclicos
- Pacientes com uma erupção ou lesão cutânea e sem sintomas
- Pacientes sem erupção cutânea, mas com sintomas

Isto será discutido com mais detalhes mais adiante.

Resumo: Coisas Comuns Ocorrem com Frequência

A maioria das pacientes apresentando sintomas vulvares crônicos tem apresentação vulvar de uma doença cutânea comum, como eczema, psoríase ou líquen escleroso, ou está sofrendo de candidíase vulvovaginal crônica. Várias apresentarão um histórico pessoal ou familiar da mesma condição na pele em outro local do corpo. Muitas pacientes com eczema são atópicas. Esta informação histórica pode fornecer pistas úteis para um possível diagnóstico.

Capítulo 2

Uso de Corticosteroides Tópicos na Vulva

A aplicação tópica de corticosteroides na vulva é muito segura quando feita de forma apropriada e com supervisão regular. Apresentamos a seguir nossas recomendações para o uso seguro e eficaz desses fármacos essenciais.

Os corticosteroides tópicos são a base da terapêutica dermatológica. Estes fármacos são apropriados ao tratamento de praticamente todas as dermatoses inflamatórias da pele em qualquer lugar do corpo e também na vulva.

São usados de diferentes maneiras e em diferentes situações e, quando utilizados apropriada e corretamente, são muito seguros. Por exemplo, no líquen escleroso ou líquen plano, os corticosteroides são usados continuamente, mas na psoríase e dermatite são usados de forma intermitente, primeiro para tratamento inicial e depois para as recidivas agudas. Os detalhes do tratamento destas condições são encontrados nos capítulos específicos.

Esses medicamentos, que têm sua eficácia comprovada ao longo do tempo e que estão disponíveis há mais de 60 anos, foram muito difamados nos últimos 15 anos. A conhecida "fobia do corticosteroide" provocou muita preocupação entre médicos e pacientes, impedindo o seu uso adequado. Em razão deste temor, evitou-se o uso dos corticosteroides, que são os medicamentos mais apropriados para melhorar consideravelmente a qualidade de vida das pacientes.

Em geral, os seguintes princípios devem ser seguidos para segurança do paciente:

- Uso de pomadas no lugar de cremes. As pomadas aderem melhor à pele genital e os cremes contêm conservantes que podem causar irritação na pele. Isto não se aplica a todas as pacientes, mas, em geral, à maioria delas.
- Certifique-se de que seu diagnóstico esteja correto, ou seja, sua paciente possui uma dermatose responsiva aos corticosteroides. Se você utilizar corticosteroides tópicos para tratar uma infecção como a *tinea*, estará piorando a situação em vez de melhorá-la.
- Conheça a potência dos corticosteroides – ver Tabela 2.1.
- Indique o tratamento considerando a potência do corticosteroide de acordo com a gravidade da condição. Se for leve, você pode usar as preparações de potência fraca a moderada. Quando grave, utilize os coritcosteroides mais potentes. Se muito grave, use preparações superpotentes.
- Inicie o tratamento com os corticosteroides mais potentes e reduza gradativamente a dose.
- Lembre-se que o propionato de clobetasol é superpotente e apresenta um risco maior de complicações em comparação com as preparações menos potentes. O propionato de clobetasol é muito citado em publicações sobre doença vulvar, mas é apenas um dos muitos corticosteroides tópicos disponíveis e, em muitas situações, não é o mais adequado.
- Não use o tempo como um guia da duração do tratamento, use a resposta clínica. Um dos erros mais importantes é o subtratamento. A normalidade da pele deve ser confirmada pela avaliação objetiva e também subjetiva antes de reduzir a dose do corticosteroide.

Tabela 2.1 Corticosteroides tópicos

Potência	Nome genérico	Comentários
Fraco	Hidrocortisona 1-2%	Útil na dermatite, psoríase e tratamento de manutenção do líquen escleroso
Moderado	Triancinolona 0,2-0,25% Dipropionato de aclometasona 0,05% Butirato de clobetasona 0,05% Aceponato de metilprednisolona 0,1% Desonida 0,05% Valerato de betametasona 0,02%	Útil na dermatite, psoríase e tratamento de manutenção do líquen escleroso
Potente	Furoato de mometasona 0,1% Triancinolona acetonida 0,05-1,0% Dipropionato de betametasona 0,05% Valerato de betametasona 0,05-1,0%	Útil no tratamento inicial das dermatoses inflamatórias, mas em geral não adequado para uso prolongado em outras condições que não sejam o líquen plano
Superpotente	Propionato de clobetasol 0,05% Propionato de halobetasol 0,05%	Cuidado! Apenas para líquen escleroso grave, líquen plano e dermatite com liquenificação acentuada Monitorar cuidadosamente Mesmas precauções que para o propionato de clobetasol

- Assegure sua paciente sobre o benefício do uso prolongado de corticosteroides tópicos. A maioria das dermatoses vulvares é crônica e necessita de tratamento contínuo. A pele da região perianal é menos tolerante aos corticosteroides tópicos em relação à vulva. Em geral, nessa região, você deve usar preparações de potência mais fraca.
- Evite o uso de produtos combinados, contendo antibióticos ou antifúngicos. O uso prolongado pode resultar em sensibilização.
- É raro ser genuinamente alérgico a corticosteroides tópicos, mas pode acontecer. Se a resposta de sua paciente no início do tratamento for boa, mas subsequentemente ocorrer piora do quadro ou estabilização da condição, esta possibilidade deve ser considerada.
- O uso de corticosteroides tópicos no tratamento da doença vulvar atinge uma pequena área e não resulta em absorção capaz de causar efeitos colaterais sistêmicos. A extensão desta área representa menos de 1% da superfície corporal total.
- O efeito colateral mais comum é o eritema. A redução da dose de corticosteroide melhora esta complicação.
- Seguindo estas regras, é pouco provável que ocorra algum grau de atrofia.
- Ocasionalmente, pode ocorrer telangiectasia e, em meninas pequenas, podem aparecer precocemente os pelos púbicos. Isso realmente importa quando a paciente está melhorando?
- Não pense que os inibidores de calcineurina, como pimecrolimo e tacrolimo, podem substituir os corticosteroides tópicos ou que você deveria usá-los só porque não são "esteroides". Esses medicamentos são caros, causam irritação e não conhecemos os efeitos a longo prazo, pois estes medicamentos estão disponíveis para utilização há menos de 20 anos.
- Não tenha medo de corticosteroides tópicos. Adote-os!

Na Tabela 2.1 apresentamos uma seleção de corticosteroides tópicos para uso clínico. Esta lista não é completa, mas contém os medicamentos com os quais temos experiência e que consideramos seguros e acessíveis. Nem todos estão disponíveis em todos os países. Lembre-se de que a porcentagem apresentada no tubo não necessariamente indica que o produto seja mais ou menos potente.

Se você mora em um país onde o aceponato de metilprednisolona e/ou o dipropionato de aclometasona 0,05% estejam disponíveis, consideramos estes corticosteroides particularmente bem tolerados e com baixa probabilidade de causar efeitos colaterais, mesmo com o uso prolongado.

Capítulo 3

Eritemas na Vulva

A apresentação mais comum de um problema cutâneo vulvar é uma erupção eritematosa e pruriginosa. Este grupo inclui dermatoses inflamatórias, infecções, reações de hipersensibilidade e malignidade.

Dermatite, psoríase e candidíase vulvovaginal crônica são causas muito comuns de erupções eritematosas e pruriginosas com graus variados de descamação. A dermatite induzida por corticosteroides ocorre quando um corticosteroide tópico de potência moderada à forte é usado por um período de tempo prolongado. Geralmente é observada nas pacientes que realizam o tratamento para outras dermatoses como líquen escleroso e líquen plano. *Tinea* é incomum, e doença de Paget extramamária e vulvovaginite por hipersensibilidade ao estrogênio são raras.

À primeira vista, todas estas condições são muito similares. A combinação da anamnese, do exame e a resposta à terapia possibilita diagnóstico e tratamento eficaz.

Dermatite

A dermatite é a causa mais comum de sintomas vulvares crônicos, geralmente dominados por prurido. Existem duas formas: endógena e exógena.

Dermatite endógena (ou eczema) refere-se a diversas dermatoses inflamatórias que são intrínsecas à paciente. A maioria das pacientes com dermatite vulvar endógena é atópica e o distúrbio vulvar é uma forma localizada de dermatite atópica. Asma, febre do feno ou dermatite em outras partes do corpo ou forte histórico familiar de atopia em geral são relatados na anamnese.

Dermatite exógena refere-se a uma doença cutânea inflamatória causada por agentes exógenos: alérgenos e irritantes.

Todas as formas de dermatite apresentam um aspecto histológico comum conhecido como "espongiose". Ao exame microscópio, a espongiose apresenta edema intercelular da camada epidérmica da pele com separação das células. A "dermatite espongiótica" é um termo comumente usado pelos patologistas para descrever esta dermatite.

As formas de dermatite endógena que acometem a vulva são:

- Dermatite atópica
- Dermatite seborreica

As formas de dermatite exógena que acometem a vulva são:

- Dermatite irritativa de contato
- Dermatite alérgica de contato

Os distúrbios apresentados abaixo assemelham-se à dermatite crônica, porém têm características únicas:

- Candidíase vulvovaginal crônica
- Vulvovaginite por hipersensibilidade ao estrogênio
- Dermatite induzida por corticosteroides (dermatite periorificial)

Apresentação

As pacientes com dermatite quase sempre apresentam prurido, mas quando a superfície da mucosa está envolvida, os sintomas de ardor e a presença de escoriações e fissuras causadas pelo ato de coçar também estão presentes. Estes sintomas são comumente encontrados em todas as dermatoses vulvares e produzem dor e dispareunia.

Os sintomas, em geral, se agravam à noite e interferem no sono. O uso de roupas e as atividades que aumentam o calor, o suor e o atrito geralmente exacerbam a dermatite.

Exame

O exame mostra um eritema mal definido dos lábios e períneo, que pode se estender para a região do monte pubiano e para a região interna das coxas. Nos casos de longa duração, a liquenificação é comum, resultando em espessamento dos grandes lábios e da pele perianal. O vestíbulo apresenta-se eritematoso e placas brancas podem ser observadas na superfície das mucosas dos lábios.

Ao exame minucioso observamos, frequentemente, a presença de fissuras, particularmente ao redor do introito ou nos sulcos interlabiais. A vagina não está envolvida e não há corrimento, exceto na presença de uma superinfecção. As pacientes com dermatite podem relatar corrimento aumentado que, na verdade, representa uma descamação. Esta tende a diminuir quando a dermatite é controlada. Se a cultura vaginal exibir *Candida albicans*, é necessário realizar o tratamento específico, além do tratamento para dermatite.

Ocasionalmente, pode ocorrer superinfecção bacteriana por *Staphylococcus aureus* ou *Streptococcus pyogenes*, assim como ocorre na dermatite da pele em qualquer outra parte do corpo. A apresentação pode-se assemelhar a uma celulite com aspecto edematoso típico, mas pode ocorrer impetiginização com exsudação e encrostamento. O tratamento deve ser feito com antibiótico oral apropriado. Em nossa experiencia, os isolados da vagina com *Streptococcus* do grupo B não são relevantes para patologia vulvovaginal e devem ser ignorados

Dermatite Atópica

Um exemplo de dermatite atópica é exibido na Figura 3.1. A maioria das pacientes tem dermatite vulvar do tipo atópica. Elas podem ter histórico atual ou passado de dermatite atópica em outras partes do corpo, ou de asma ou febre do feno.

A distribuição da erupção inclui os grandes e pequenos lábios e o períneo. A área perianal também pode estar envolvida, mas não a vagina.

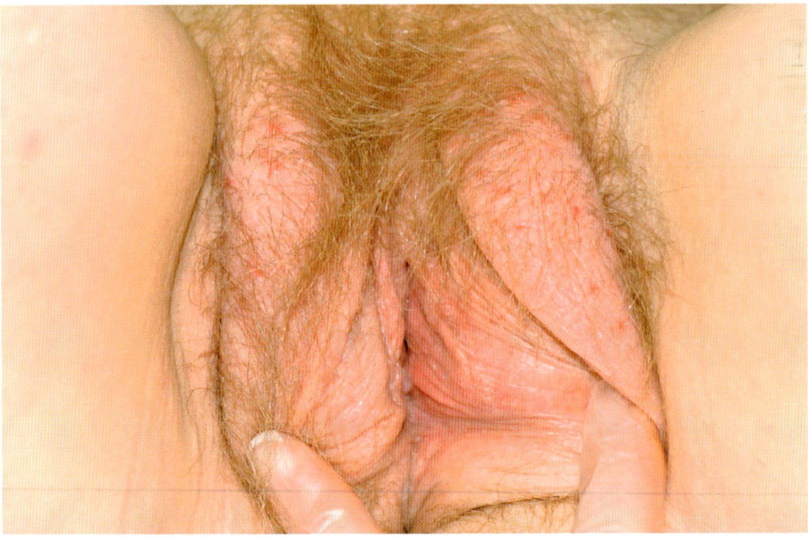

Figura 3.1 Dermatite atópica. Note as escoriações causadas pelo ato de coçar.

Pacientes atópicas são tipicamente intolerantes a substâncias irritantes. Elas não podem usar sabão ou roupas oclusivas sem desconforto.

A dermatite atópica da vulva pode ocorrer em qualquer idade. Esta dermatite geralmente responde a um controle simples (ver "Controle", adiante). Muito ocasionalmente, as pacientes com liquenificação severa podem ser resistentes ao tratamento.

Mulheres na pós-menopausa podem apresentar dermatite atópica vulvar pela primeira vez devido à deficiência de estrogênio. Podem apresentar prurido, além do ressecamento vaginal. Neste grupo, em que a incontinência urinária não é incomum, a maceração causada pela própria incontinência e também pelo uso de absorventes agrava o problema.

Em crianças, a dermatite atópica da vulva ocorre associada a um conjunto diferente de irritantes que estão relacionados com as atividades esportivas, como balé (meia-calça de náilon) e aulas de natação (água clorada, roupas de banho molhadas), banhos de espuma ou uso de *shampoo* na banheira, areia, maceração provocada por fraldas, micção disfuncional, resultando em maceração crônica, e incontinência fecal causada por constipação crônica.

Dermatite Seborreica

A dermatite seborreica é uma causa muito comum de caspa, mas não é uma causa comum de vulvite. As pacientes com vulvite geralmente não são atópicas. Frequentemente apresentam distúrbios cutâneos crônicos, como descamação e prurido do couro cabeludo, e, ocasionalmente, erupções na região central do tórax e das axilas.

A dermatite seborreica pode ser diferenciada da dermatite atópica pelo acometimento de outros sítios típicos, como o couro cabeludo e axilas, e pelo histórico negativo de atopia.

Na dermatite seborreica vulvar, a extensão da erupção cutânea geralmente é maior, estendendo-se para as pregas inguinais, região interna das coxas e região do monte pubiano. A superfície cutânea é caracteristicamente oleosa e escamosa. A vagina não está envolvida.

A dermatite seborreica tende a ser menos pruriginosa do que a dermatite atópica. É uma condição crônica, que tende a ser exacerbada em períodos de estresse.

A causa de dermatite seborreica é desconhecida, mas a presença da levedura *Malassezia* sp. na pele pode ser um fator desencadeador em algumas pacientes. Por esta razão, algumas pacientes se beneficiam do uso de cremes antifúngicos, além dos corticosteroides tópicos.

Dermatite Irritativa de Contato

A dermatite vulvar desencadeada por uma irritação crônica de causa exógena apresenta-se com dermatite leve e persistente, que se manifesta nas áreas de contato com o fator irritante. Por esse motivo, em geral, o distúrbio atinge apenas os grandes lábios e o períneo.

Muitas pacientes com este distúrbio também são atópicas e, consequentemente, sensíveis aos produtos irritantes e a dermatite, nestes casos, ocorre pela combinação de ambas as condições.

Em algumas situações a dermatite irritativa não está associada à atopia e, então, geralmente ocorre grave comprometimento da barreira cutânea. Este distúrbio pode ser observado nas pacientes com incontinência urinária e/ou fecal, que usem, constantemente, protetores íntimos para incontinência ou que estejam confinadas a uma cadeira de rodas. Estas pacientes muitas vezes se encontram em casas de repouso. Elas representam um desafio muito difícil.

Mulheres que participam de atividades esportivas intensas, particularmente ciclismo, podem desenvolver uma vulvite crônica secundária ao atrito, ao uso de roupas esportivas de náilon e ao suor. No caso de ciclistas profissionais, o edema vulvar pode-se tornar um problema incapacitante.

Alguns produtos de higiene feminina também podem causar dermatite irritativa de contato, como os géis de banho, lenços umedecidos perfumados, *sprays*, duchas e óleos essenciais. Muitas mulheres sentem a necessidade de limpar a área genital mais minuciosamente do que outras partes do corpo e, involuntariamente, produzem dermatite em suas tentativas de uma sensação de "frescor".

Outra prática comum que pode causar uma dermatite é o uso constante de protetores de calcinha. Algumas mulheres dizem que se sentem mais limpas se usarem sempre um protetor. Outras dizem que não se sentem "seguras" sem um protetor para proteger a abertura de suas vaginas. A oclusão causada pelos protetores, que em sua maioria contêm uma camada de plástico, é uma causa comum de dermatite irritativa de contato.

Roupas de náilon justas e oclusivas, calcinhas do tipo fio-dental, meia-calça e modeladores também podem causar irritação pela produção constante de atrito.

Depilação com cera e outros produtos de remoção de pelos podem causar irritação, particularmente quando os pelos começam a crescer novamente. Não é incomum a depilação com cera estar associada à foliculite irritativa.

O uso constante de cremes antifúngicos com imidazol na vulva frequentemente causa uma reação irritante.

Quando existe uma reação inflamatória na pele, possíveis irritantes podem agravar o distúrbio e substâncias que normalmente são toleradas podem funcionar como um fator desencadeante de irritação. O atrito causado pelo intercurso sexual pode-se tornar intensamente desconfortável e o contato com sêmen e saliva pode causar ardor e fisgadas.

Dermatite Alérgica de Contato

A dermatite de contato do tipo alérgica (Figura 3.2) resulta do contato com um alérgeno verdadeiro, que provoca uma resposta alérgica tipo IV, resultando em dermatite grave, com formação de vesículas e erosão. Felizmente, este é um evento raro.

A dermatite de contato do tipo alérgica pode-se apresentar como uma dermatite aguda de início súbito ou pode evoluir de forma crônica e resistente ao tratamento. Em decorrência da gravidade da reação alérgica, dor e ardor são mais dominantes do que prurido.

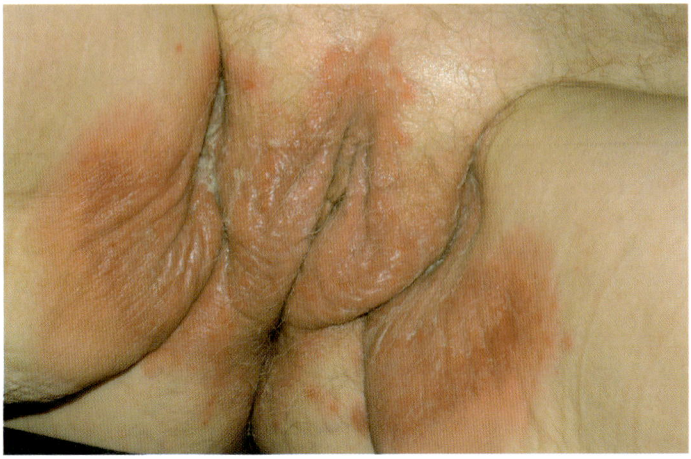

Figura 3.2 Dermatite alérgica de contato.

Geralmente se estende além das áreas de contato direto e pode ser encontrada em outros lugares, como nos dedos ou pálpebras, em razão da transferência acidental do alérgeno.

A causa mais comum de dermatite de contato do tipo alérgica na vulva são os medicamentos, tanto prescritos como os utilizados sem prescrição. Estes incluem cremes antifúngicos azólicos, cremes de estrogênio, antibióticos, produtos contendo óleo de malaleuca, anestésicos tópicos, particularmente a benzocaína, e outros cremes vaginais e corticosteroides tópicos. O último é particularmente difícil de identificar, pois a cortisona causa uma reação alérgica e a suprime simultaneamente. Produtos manipulados contendo amitriptilina também podem causar dermatite alérgica de contato.

Os perfumes e conservantes presentes nos hidratantes, lubrificantes, absorventes higiênicos e papel higiênico são, em geral, o fator desencadeante de uma dermatite de contato alérgica.

O uso de lenços umedecidos contendo o conservante metilisotiazolinona se tornou um fenômeno mundial por causar dermatite de contato da região genital, tanto em adultos como em crianças.

Os preservativos de látex podem causar alergia. Os preservativos de poliuretano não são alérgenos e podem substituir os de látex.

Quando a dermatite vulvar é de início súbito, grave e associada ao uso de um novo produto, deve-se suspeitar de dermatite alérgica de contato. Esta também é uma possibilidade diagnóstica em casos recalcitrantes e graves de dermatite. O alérgeno pode ser identificado por meio de testes de contato, um processo meticuloso e específico que requer encaminhamento a um dermatologista.

Em raros casos, o líquido seminal pode causar uma reação alérgica de contato verdadeira. As pacientes que têm esta sensibilidade desenvolvem um processo irritativo grave associado à ejaculação e a um quadro persistente de dermatite vulvar e vaginal. Muitas destas pacientes descobrem por si próprias que o uso de preservativo as protege e este histórico é uma pista da natureza do distúrbio. Entretanto, o líquido seminal pode ser um irritante sem atuar como um verdadeiro alérgeno, quando já existe um processo inflamatório prévio. Se a paciente relatar este histórico, deve ser encaminhada a um dermatologista.

Dermatite Induzida por Corticosteroides

A dermatite induzida por corticosteroides (Figura 3.3), também conhecida como dermatite periorificial, não é uma dermatite verdadeira, mas sim um efeito colateral do uso de corti-

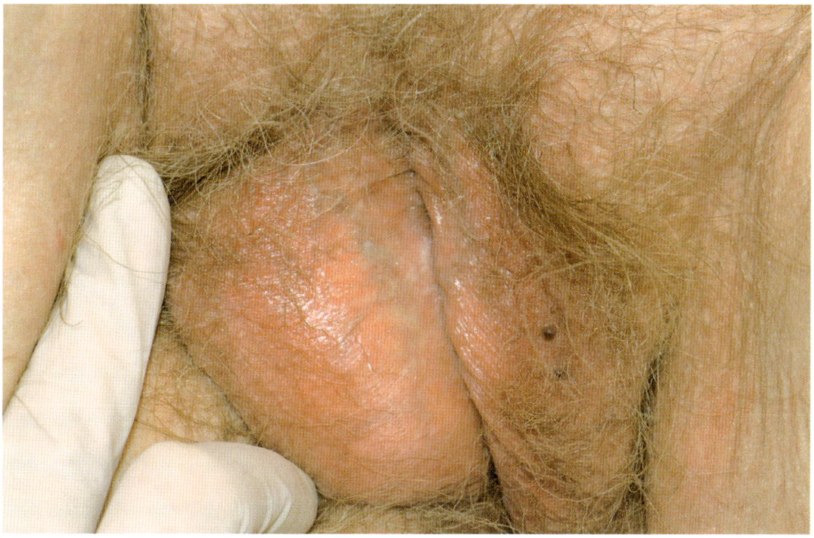

Figura 3.3 Dermatite induzida por corticosteroides.

costeroides potentes na vulva. Geralmente ocorre quando as pacientes usam continuamente corticosteroides fluorados potentes por longos períodos de tempo, e é muito improvável com corticosteroides fracos, mesmo quando estes são usados cronicamente. As pacientes relatam que, apesar da medicação não estar resolvendo o distúrbio, qualquer tentativa de retirada do corticosteroide resulta em sintomas muito mais graves.

Os grandes e pequenos lábios tornam-se eritematosos ou violáceos. Pode ocorrer telangiectasia e fragilidade cutânea, que pode resultar em fissuras e rupturas durante o intercurso. As pacientes comumente se queixam de uma sensação constante de queimação. Pústulas e pápulas podem ocorrer, mas escamas não estão presentes.

É importante reconhecer este sintoma como um efeito colateral do corticosteroide. Se não for diferenciado da dermatite comum, há risco de preparações ainda mais potentes serem usadas, com agravamento da situação.

O tratamento desta dermatite induzida por corticosteroides é a remoção do corticosteroide potente, reduzindo gradativamente a potência dos produtos usados para moderada e fraca. O processo de retirada pode ser difícil e as pacientes geralmente apresentam uma exacerbação do ardor e prurido com a redução da potência do medicamento. A duração do processo em geral é de 6 semanas. A doxiciclina oral reduz os sintomas e deve ser utilizada durante todo o período de 6 semanas, em uma dose de 50-100 mg/dia.

Embora o tratamento da dermatite induzida por corticosteroides possa ser inicialmente difícil, esta é uma condição completamente reversível. É importante tranquilizar as pacientes com relação a estes medicamentos, visto que o medo de corticosteroides é disseminado, sendo uma grande barreira à adesão do tratamento eficaz.

Tratamento

Quando uma paciente apresenta dermatite vulvar, geralmente já desenvolveu um ou mais problemas secundários. O mais comum desses problemas é a dispareunia e seu controle é discutido no Capítulo 8. O primeiro passo no tratamento é fazer o controle da dermatite antes de lidar com os problemas secundários.

Os princípios do tratamento da dermatite vulvar incluem:

- Modificação dos hábitos comportamentais, evitando o contato com substâncias irritantes
- Diagnóstico e tratamento de superinfecção
- Identificação de possíveis alérgenos
- Uso de corticosteroides tópicos
- Alternativas aos corticosteroides tópicos
- Tratamento da dispareunia secundária

Modificação das Condições Ambientais

O uso isolado de corticosteroides tópicos não irá melhorar, de modo significativo, qualquer forma de dermatite genital. Isto porque a pele da região genital está exposta a muitos irritantes de contato e, possivelmente, a alérgenos. Mesmo na dermatite endógena, esses fatores locais agravam o problema clínico.

O tratamento deve iniciar com a identificação e controle das causas de uma dermatite exógena e dos fatores agravantes em uma dermatite endógena.

A maioria das pacientes tem mais de um fator causador ou agravante. A paciente deve entender que a melhora significativa não será possível sem que esses fatores sejam controlados.

Se houver suspeita de que um dos medicamentos tópicos ou dos produtos cosméticos usados pela paciente seja o responsável, o seu uso deve ser suspenso.

Irritantes comuns incluem:

- Sabonete
- Banho de espuma
- Óleos essenciais
- Absorventes higiênicos e protetores diários
- Uso prolongado de cremes antifúngicos
- Lubrificantes
- Lenços umedecidos
- Duchas
- Produtos de depilação
- Calcinha de náilon
- Meia-calça
- Calcinhas do tipo fio-dental
- Roupas justas
- Roupas de ginástica
- Atrito dos assentos de bicicleta

As pacientes devem ser aconselhadas a:

- Usar um substituto para o sabonete
- Usar roupas íntimas de algodão
- Usar absorventes internos em vez de externos
- Substituir os lenços umedecidos por um pano úmido (este pode ser mantido em um saco de fecho hermético)
- Evitar o uso diário de protetores íntimos
- Descartar calcinhas do tipo fio-dental
- Interromper o uso de cremes antifúngicos
- Descartar produtos perfumados
- Usar roupas largas

- Evitar calças de ciclismo e meia-calça
- Evitar atividades que causem excessivo suor e/ou atrito até que ocorra melhora do quadro

A dermatite sempre provoca um ressecamento, e o uso de um emoliente suave é necessário para o controle e prevenção do distúrbio. Este emoliente deve ser sem perfume, não irritante e apresentar uma consistência confortável e aceitável à paciente. Recomendamos o uso diário com a maior frequência possível. Muitos produtos causam dor em fisgadas na pele com reação inflamatória. Estes sintomas ocorrem com menor frequência com o uso pomadas no lugar dos cremes. Este não é um processo alérgico e a resolução ocorre à medida que a pele se recupera.

Diagnóstico e Tratamento de Superinfecção

Deve-se colher um *swab* da vulva e da região inferior da vagina em todas as pacientes. Uma superinfecção pode ser causada pelos seguintes microrganismos:

- *Candida albicans* (vagina)
- *Staphylococcus aureus* (vulva)
- *Streptococcus pyogenes* (vulva)

Um achado de *C. albicans* deve ser interpretado de acordo com os sintomas e sinais. Pode indicar superinfecção na dermatite ou, mais provavelmente, represente o diagnóstico independente de candidíase vulvovaginal crônica. Se a história for típica de candidíase crônica, a paciente necessitará de tratamento antifúngico a longo prazo. Uma resposta rápida a uma única dose oral de 150 mg de fluconazol por via oral é a maneira mais pragmática de determinar se a *C. albicans* é parcialmente responsável pelos sintomas da paciente. Isto porque, em pacientes com dermatite, o uso de antifúngicos tópicos apresenta o risco de causar irritação.

Uma infecção bacteriana deve ser tratada com o uso oral de antibióticos, de acordo com a sensibilidade.

É importante mencionar que um achado de Streptococcus *do grupo B ou C deve ser ignorado nesta situação.*

Identificação de Possíveis Alérgenos

Dermatite alérgica de contato não é uma causa comum de vulvite, mas deve ser suspeitada quando o distúrbio é grave, a dermatite é erosiva e refratária ao tratamento ou quando se estende para a região interna das coxas internas e abdome inferior.

Possíveis alérgenos incluem:

- Perfumes e conservantes presentes em produtos de higiene, lenços umedecidos e papel higiênico perfumado
- Antifúngico tópico e cremes de antibióticos
- Látex dos preservativos
- Esmalte de unhas
- Sêmen (essas pacientes, inevitavelmente, percebem que o sêmen causa fisgadas e que o uso de camisinha melhora os sintomas)
- Corticosteroides tópicos
- Estrogênios tópicos
- Lubrificantes

Quando existe a suspeita de dermatite alérgica de contato, a avaliação inicial deve incluir uma anamnese detalhada. Em geral, durante a consulta, as pacientes não conseguem se lembrar de todas as substâncias com as quais tiveram contato. Elas devem ser orientadas a escrever tudo o que recordam que possa ter sido aplicado na vulva.

Vários produtos estão na lista de irritantes e alérgenos. É comum que muitas substâncias causem irritação, mas é raro que causem uma alergia verdadeira.

Dermatite alérgica de contato é diagnosticada pelo teste de contato. Estas pacientes devem ser encaminhadas a um dermatologista. Evitar o contato com a substância causadora da irritação resolverá o problema.

No caso de alergia ao sêmen, o diagnóstico é estabelecido pelo teste de puntura e pelo teste radioalergoabsorvente (RAST). Estas pacientes podem ser encaminhadas a um imunologista para serem dessensibilizadas.

O diagnóstico de alergia ao látex pode ser feito pela sorologia para IgE específica.

Uso de Corticosteroides Tópicos

Em geral, o uso de um corticosteroide tópico de baixa potência (hidrocortisona 1%) é eficaz e apropriado no tratamento de todas as formas de dermatite genital, desde que uma modificação das condições ambientais seja instituída.

A vantagem desta cortisona de baixa potência é a possibilidade de usá-la por longos períodos de tempo sem efeitos adversos. Isso é essencial, visto que muitas formas de dermatite são condições crônicas que requerem controle a longo prazo.

Ao utilizar um corticosteroide tópico na vulva, as pomadas são preferíveis aos cremes. Os cremes contêm conservantes que podem causar sensação de fisgada, irritação ou alergia verdadeira.

A aplicação de hidrocortisona 1% em pomada, duas vezes ao dia durante um mês, geralmente é suficiente para controlar a reação inflamatória. Este mesmo tratamento pode ser utilizado para as recidivas.

Nos casos de liquenificação são indicadas as pomadas de corticosteroide mais potentes, que podem ser usadas com segurança uma vez ao dia até a melhora do quadro. Este processo pode demorar até um mês. Após a involução do quadro, o corticosteroide mais potente deve ser substituído gradualmente pelos de potência média durante um mês e depois para hidrocortisona 1%.

A triancinolona intralesional pode, ocasionalmente, ser necessária nos casos mais graves de pacientes com áreas de líquen simples crônico, mais resistentes ao tratamento (áreas brancas e espessadas; ver Capítulo 4).

Estas recomendações sobre o uso dos corticosteroides tópicos potentes não devem desencorajar sua utilização. Mesmo com o tratamento prolongado, as preparações de baixa potência são seguras e apropriadas ao tratamento na vulva. A "fobia do corticosteroide" é comum e as pacientes frequentemente recebem orientações do profissional de saúde sobre o risco de adelgaçamento da pele. Estas orientações desencorajam a adesão ao tratamento e impedem a resolução do distúrbio, que é um problema genuíno da paciente. Na prática, os efeitos adversos da cortisona são observados apenas com o uso prolongado e inapropriado, mas são reversíveis. O médico deve ser positivo sobre o uso desses produtos nas pacientes com distúrbios crônicos responsivos aos corticosteroides.

Alternativas aos Corticosteroides Tópicos

Existem poucas alternativas para substituir o uso de corticosteroides tópicos no tratamento das dermatites, especialmente nos casos mais graves.

Os inibidores tópicos da calcineurina, pimecrolimo 1% e tacrolimo 0,03 e 0,1%, podem ser usados no tratamento da dermatite vulvar. No entanto, eles são consideravelmente mais caros do que os corticosteroides tópicos e frequentemente causam sensação de fisgadas na pele. Geralmente é necessário, primeiro, controlar a dermatite com o uso de um corticosteroide tópico antes de iniciar o uso desses fármacos.

Algumas pacientes preferem não usar um corticosteroide tópico em razão da publicidade adversa sobre a sua segurança a longo prazo. Este medo pode interferir de forma significativa na adesão ao tratamento. Por esta razão, o uso prolongado de inibidores da calcineurina pode ser mais bem aceito por algumas pacientes.

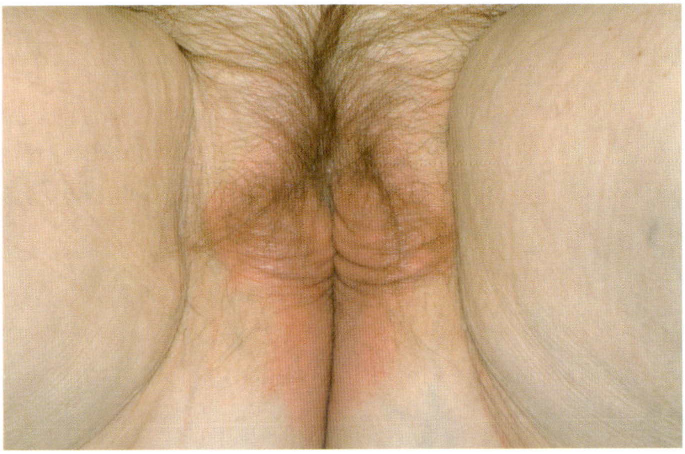

Figura 3.4 Psoríase. Note a borda bem demarcada e simetria.

Controle da Dispareunia

Todas as formas de dermatite vulvar tendem a causar fissuras. O prurido e o ato subsequente de coçar podem causar áreas de escoriação. Como resultado, o intercurso pode causar desconforto.

Em muitos casos, o tratamento simples da condição subjacente é suficiente para a resolução da dispareunia. No entanto, em qualquer condição vulvar dolorosa, o espasmo secundário da musculatura do assoalho pélvico pode persistir após controle adequado da dermatite.

Se não há melhora da dispareunia após resolução da dermatite, uma disfunção da musculatura do assoalho pélvico deve ser suspeitada e tratada (Capítulo 8).

Psoríase

A psoríase (Figuras 3.4-3.6) é um distúrbio vulvar comum, porém menos frequente que a dermatite, com a qual muitas vezes é confundida. O diagnóstico de psoríase na vulva é fácil de ser realizado se existirem lesões em outras áreas do corpo, mas pode ocorrer somente na pele genital. Na área púbica, apresenta-se de forma típica, com placas eritematosas descamativas bem definidas, mas, na vulva, não apresenta esta descamação e nem as bordas bem demarcadas da psoríase típica. As lesões descamativas, quando ocorrem na psoríase vulvar, geralmente se localizam no sulco entre os pequenos e grandes lábios.

Em geral, as lesões são mais eritematosas e mais bem definidas do que na dermatite e quase sempre se apresentam de modo bilateral, simétricas, embora as lesões unilaterais sejam possíveis. A psoríase não envolve a vagina, mas os lábios geralmente estão envolvidos e a erupção cutânea pode-se estender internamente até o vestíbulo. A área perianal e a fenda glútea podem estar envolvidas e o envolvimento da fenda glútea é um sinal significativo, pois não é observado na dermatite. A liquenificação da pele perianal e dos grandes lábios pode ser grave.

A investigação para detectar sinais discretos de psoríase, como depressão ungueal, descamação do couro cabeludo e espessamento e descamação da superfície dorsal dos cotovelos e joelhos, pode fornecer uma pista para o diagnóstico. A história familiar de psoríase também pode auxiliar no diagnóstico.

Anamnese

A anamnese, em geral, permite distinguir entre psoríase e eczema. A psoríase é recorrente e os episódios nem sempre estão claramente relacionados com fatores desencadeantes.

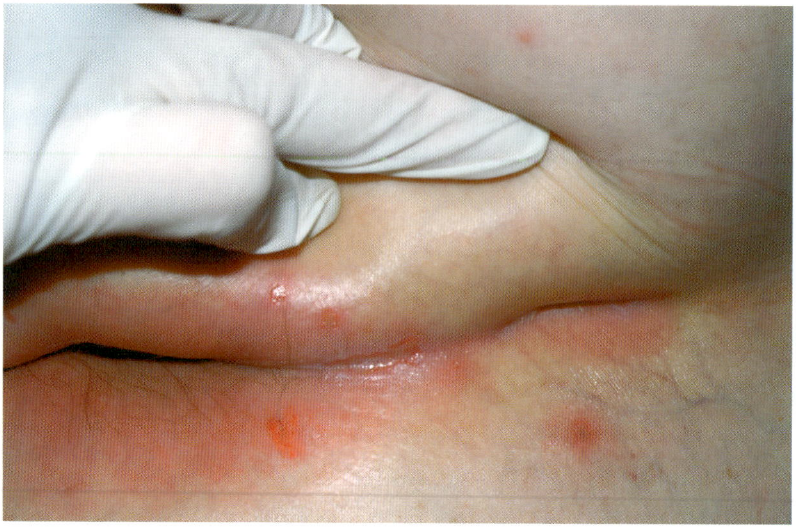

Figura 3.5 Psoríase na fenda glútea com fissura.

Classicamente, a psoríase é exacerbada por estresse emocional ou enfermidade física, particularmente as infecções da orofaringe por estreptococos. Também pode ser precipitada por candidíase ou cirurgia vaginal. Em alguns casos ocorre exacerbação da psoríase no período pré-menstrual.

A história comum é de vulvite pruriginosa crônica, que se prolonga durante anos e é tratada, intermitentemente, por corticosteroide tópico potente com alguma melhora, mas sem resolução definitiva.

A psoríase vulvar, em geral, é pruriginosa. Pode ser dolorosa quando ocorrem lesões causadas pelo ato de coçar. Pode haver piora do quadro no período pré-menstrual, mas isso não é uma constante.

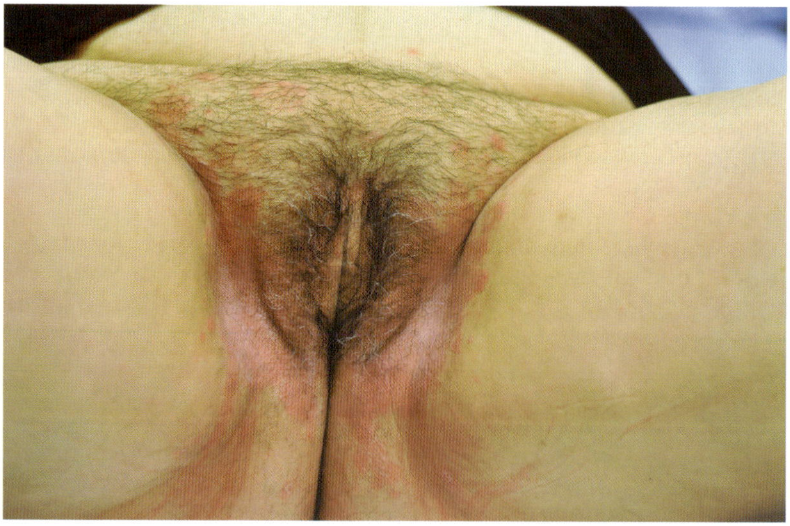

Figura 3.6 Psoríase, estendendo-se para a virilha. Note o aspecto prateado típico.

Não existe um teste diagnóstico específico para psoríase. Embora uma histopatologia clássica seja mostrada, esta geralmente não é descrita na vulva e biópsias são, com frequência, relatadas como "inflamação inespecífica" ou "dermatite espongiótica". Portanto, o diagnóstico depende do julgamento do clínico e é corroborado pela anamnese e/ou sinais de psoríase na pele de outro local.

Controle

Em geral a psoríase responde bem ao tratamento inicial com esteroides tópicos, mas a eficácia pode diminuir após algumas semanas. O tratamento com terapia tópica específica para psoríase é necessário para melhora persistente e para manter o controle, e a paciente deve receber um plano terapêutico para as crises de exacerbação.

Um diagnóstico de psoríase pode ser perturbador para muitas pacientes. A condição é comum o bastante para que muitas pessoas já tenham ouvido falar e também para compreenderem que não é curável e, em alguns casos, muito grave. É importante colocar as seguintes informações em perspectiva: psoríase é comum, na maioria dos casos não é grave e na vulva quase sempre pode ser controlada com terapia tópica.

Os mesmos princípios de modificação das condições ambientais e de controle de infecções que são usados para pacientes com dermatite devem ser orientados.

Em geral, nos estágios iniciais da psoríase o tratamento tópico com corticosteroides de baixa potência, que são úteis na dermatite, é ineficaz. A aplicação de uma pomada de cortisona de potência média deve ser feita à noite, todos os dias, até que melhora objetiva e sintomática significativa seja alcançada. Este processo usualmente se estende por, pelo menos, 4 semanas. Tão logo se observe melhora e a paciente esteja sentindo-se melhor, com as áreas erosadas e as fissuras cicatrizadas, deve-se adicionar o tratamento específico para psoríase, como:

- LPC 2% (liquor *picis carbonis* – um produto com alcatrão) em creme aquoso ou creme de parafina branca
- Pomada de calcipotriol 0,5%

Esses produtos são aplicados pela manhã e a cortisona deve ser aplicada à noite. Ambos são preparações eficazes para tratamento de manutenção da psoríase. A resolução do processo pode levar várias semanas até que seja alcançada. Depois de atingir melhora efetiva do quadro, a pomada de esteroide deve ser interrompida, mantendo-se a aplicação de LPC e/ou calcipotriol uma ou duas vezes por dia. Algumas pacientes se beneficiam do uso de ambos uma vez ao dia. O tratamento deve ser mantido por longo tempo na vulva e as pacientes precisam reconhecer a importância deste manejo.

Tanto o LPC como o calcipotriol devem ser testados na fossa cubital durante alguns dias antes de serem aplicados na vulva, a fim de garantir que não causem uma reação alérgica ou irritativa grave.

A psoríase pode, como o eczema, ser complicada por liquenificação. Nesta situação, um corticosteroide tópico pode ser usado da mesma forma como descrito acima.

A psoríase pode ser uma doença imprevisível e frustrante para a paciente. É uma questão de tentativa e erro até encontrar o regime ideal de manutenção e de controle das crises de exacerbação. Em geral, as pacientes sentem-se melhor quando podem combinar um tratamento preventivo sem corticosteroide com o uso intermitente de corticosteroides tópicos para as crises de exacerbação.

Além do LPC e do calcipotriol, existem várias outras formulações de manutenção que podem ser úteis. Emolientes, como a pomada Bepanthen®, o creme Amolin®, ou zinco e óleo de rícino, proporcionam alívio a muitas pacientes. Inibidores da calcineurina tópicos, como o pimecrolimo 1% ou tacrolimo 0,03 ou 0,1%, podem ser úteis, mas podem causar sensação desagradável de fisgadas, como na dermatite. É importante lembrar que muitas pacientes

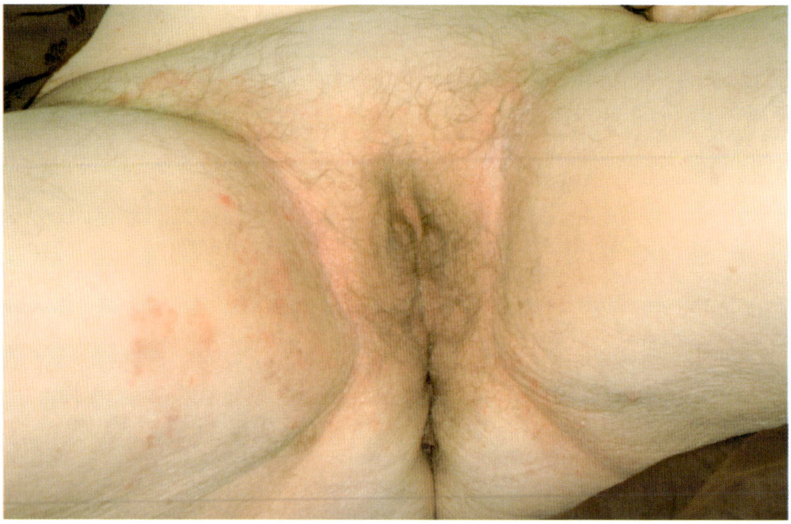

Figura 3.7 *Tinea*. Note a assimetria e extensão para o abdome inferior.

com psoríase podem apresentar reações imprevisíveis ao uso de várias preparações. Sensação prolongada de ardor e fisgadas após um tratamento indica a necessidade de descontinuar seu uso e substituir por outra preparação.

Na presença de candidíase coexistente, um tratamento antifúngico prolongado é essencial até que a psoríase seja bem controlada. Isto porque muitos casos de psoríase são induzidos por candidíase crônica.

Psoríase genital que não responde à terapia tópica pode necessitar de tratamentos mais avançados, como fototerapia UVB de banda estreita ou de medicação sistêmica. Nesta situação muito incomum, recomenda-se o encaminhamento a um dermatologista.

Tinea

Esta infecção fúngica muito comum (Figura 3.7) é, na verdade, uma causa pouco frequente de doença vulvar. É causada pelos mesmos fungos dermatófitos que são responsáveis pela *tinea pedis* e outros tipos de *tinea*.

Apresentação

As pacientes apresentam prurido com erupção descamativa bi ou unilateral envolvendo os grandes lábios e que pode se estender para as pregas inguinais e abdome inferior. Os limites são mais bem definidos do que na dermatite e frequentemente a lesão não é tão simétrica. Pode ser difícil fazer o diagnóstico diferencial entre psoríase e dermatite, mas na dermatite ocorre um agravamento com o uso tópico de corticosteroide, mesmo que ocorra melhora temporária no início.

Em casos mais raros, a *tinea* vulvar pode-se apresentar com pústulas e nódulos, que podem simular furúnculos ou hidradenite supurativa.

Investigação

Uma biópsia ou raspado cutâneo para pesquisa de fungos é essencial para estabelecer o diagnóstico.

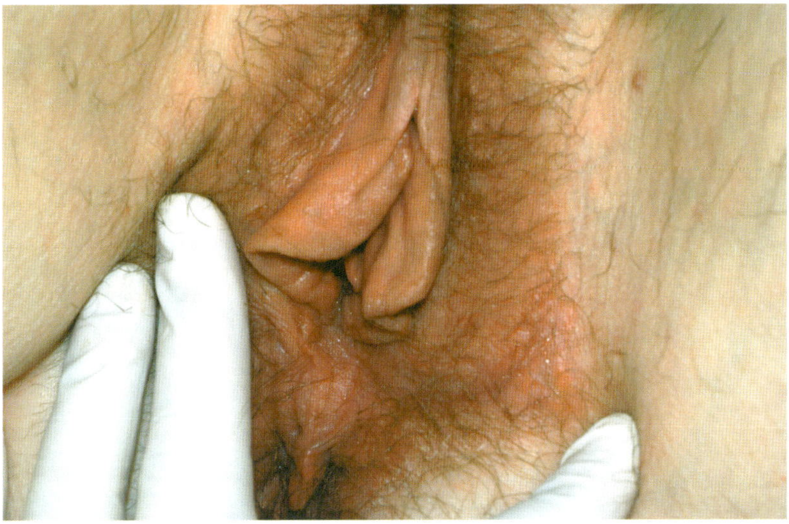

Figura 3.8 Candidíase vulvovaginal crônica. Note a erupção edematosa se estendendo para a superfície pilosa dos grandes lábios. A borda externa é mal demarcada.

Controle

A maioria dos casos de *tinea* vulvar requer tratamento com antifúngico oral por dois motivos:

1. Os folículos pilosos estão envolvidos.
2. Há, quase sempre, envolvimento do pé com o mesmo fungo e o seu tratamento é necessário para evitar a reinoculação.

Os seguintes medicamentos antifúngicos podem ser usados para *tinea*:

- Griseofulvina, 500 mg/dia
- Terbinafina, 250 mg/dia
- Fluconazol, 150 mg/semana
- Itraconazol, 200 mg por dia durante uma semana, repetindo mensalmente

O tratamento deve ser mantido até a resolução completa da erupção na vulva e no pé (se presente) e de um novo exame negativo. A duração mínima do tratamento é, geralmente, de 4-6 semanas. No entanto, períodos de tratamento mais prolongados podem ser necessários.

Para pacientes relutantes em usar a medicação oral, a terbinafina tópica pode ser utilizada para o controle dos sintomas. Deve ser usada diariamente por várias semanas. Recidiva é comum quando a terbinafina é interrompida.

Candidíase Vulvovaginal Crônica

Aproximadamente 20% das mulheres são portadoras da levedura *Candida* (a maioria *C. albicans* e cerca de 5% a *C. glabrata*) na vagina, mas apenas um pequeno número sofre candidíase recorrente ou crônica (Figuras 3.8 e 3.9).

A candidíase aguda é bem compreendida e facilmente reconhecida e tratada. No entanto, a forma crônica da candidíase vulvovaginal é mais difícil de reconhecer e seu manejo é mais complexo. A condição pode começar em qualquer idade, após a menarca. Cessa na menopausa, desde que não seja usada uma terapia de reposição estrogênica. A candidíase

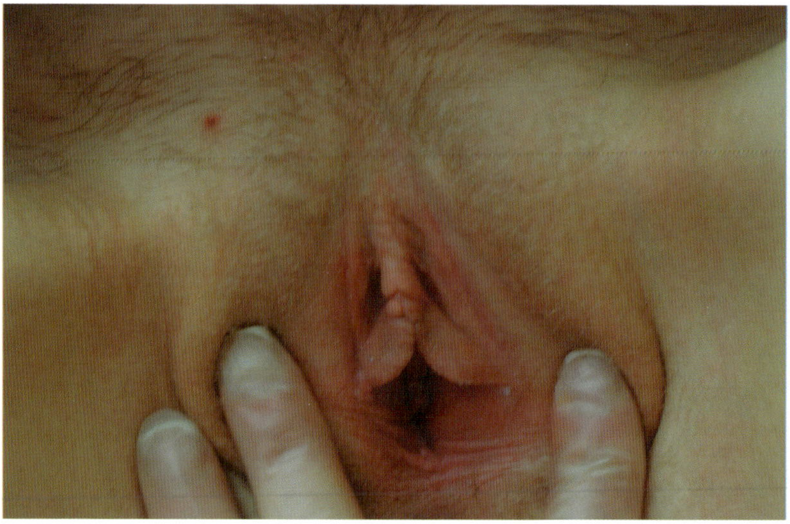

Figura 3.9 Candidíase vulvovaginal crônica. Note a erupção interlabial associada à fissura.

vulvovaginal é estrogênio-dependente e não ocorre em mulheres saudáveis na ausência de estrogênio.

A candidíase vulvovaginal recorrente é definida pela manifestação de quatro ou mais crises de infecção ao ano, comprovadas microbiologicamente. A candidíase vulvovaginal crônica é definida pela presença de sintomas constantes e foi formalmente descrita recentemente.

Apresentação

A candidíase vulvovaginal crônica apresenta-se com prurido recorrente ou constante, e a dispareunia, a reação inflamatória com sensação de ardor, edema, fissuras e dor são comuns. É característico, mas não invariável que estes sintomas se apresentem em ciclos, sendo mais severos na semana pré-menstrual e melhorando no primeiro dia da menstruação.

A leucorreia é comum, mas pode estar ausente e o exsudato caseoso típico da candidíase aguda pode não estar presente. É típica a exacerbação ou precipitação dos sintomas associados ao uso de antibióticos orais.

O parceiro pode apresentar prurido e erupção peniana pós-coito, com sintomas característicos, mas estão presentes em apenas uma minoria. As pacientes, em geral, respondem bem ao tratamento com antifúngicos tópicos e orais, mas a recidiva dos sintomas é a regra quando esses medicamentos são interrompidos. Também pode haver um histórico de piora dos sintomas com o uso de esteroides tópicos potentes. Visto que a maioria dos pacientes se beneficia, em parte, dos medicamentos antifúngicos, elas os usam frequentemente e, como resultado, as culturas vaginais podem apresentar resultados falso-negativos. Portanto, um *swab* negativo não exclui esta condição, particularmente se houver relato de outras características típicas.

Muitas pacientes podem relatar história de crises recorrentes de candidíase aguda desde a adolescência. Elas afirmam que, inicialmente, estes sintomas respondiam bem à medicação antifúngica tópica, mas, com o tempo, ocorria resistência à terapia tópica e as crises se tornavam mais frequentes e, eventualmente, constantes.

O diagnóstico de candidíase vulvovaginal crônica pode ser muito difícil. Uma tentativa de terapia antifúngica por tempo prolongado pode ser indicada nas seguintes situações:

- Vulvovaginite não erosiva persistente que se manifesta em ciclos, sendo mais grave na semana pré-menstrual
- Vulvovaginite que apresentou uma boa resposta (mesmo que transitória) a um tratamento prévio com antifúngicos tópicos ou orais
- Exames com *swab* positivo para *Candida* sp., mesmo que isto tenha sido inconsistente e não seja positivo *nesta* ocasião
- História de exacerbação associada à antibioticoterapia

Este teste terapêutico pode ser o diagnóstico final.

Nesta condição, a manifestação pode variar desde uma erupção sem nenhuma anormalidade aparente, até um eritema grave envolvendo toda a vulva, área perianal e vagina, com graus variados de edema e presença de fissuras no períneo e nos sulcos interlabiais. A apresentação mais típica é de uma vulvovaginite com eritema dos pequenos lábios se estendendo para o sulco entre os pequenos e grandes lábios.

Investigação

A colheita da secreção é mais efetiva para o diagnóstico quando o *swab* é coletado da parte inferior da vagina, em vez da parte superior. Se a história é característica, qualquer grau de positividade da cultura é significativo. Os resultados falso-negativos são frequentes, possivelmente pelo fato de que a maioria das pacientes com esta condição se automedica com antifúngicos tópicos. A biópsia geralmente é inespecífica e pode ser enganosa. Além do exame por *swab* de secreção vaginal, não há um teste diagnóstico e a anamnese é fundamental para estabelecer o diagnóstico.

Embora vários fatores estejam associados a aumento da incidência de candidíase (terapia de reposição estrogênica, diabetes, tratamento local ou sistêmico com corticosteroide, antibioticoterapia e imunossupressão), a maioria das mulheres com candidíase vulvovaginal crônica não apresenta qualquer alteração. Frequentemente as pacientes relatam uma história familiar de irmãs e mãe com suscetibilidade à candidíase. Esta condição pode, portanto, ter uma base genética. É raro este diagnóstico em mulheres asiáticas.

Em geral, os primeiros sintomas são observados no início das atividades da vida sexual. A razão é desconhecida. Todas as tentativas de associar a candidíase vulvovaginal a diversos hábitos pessoais e de higiene foram inconsistentes.

A patogênese da candidíase vulvovaginal crônica ainda é desconhecida, mas se comporta como se o microrganismo comensal *Candida* fosse um antígeno que causa uma resposta inflamatória mal-adaptativa em vez de uma infecção. Se a candidíase vulvovaginal crônica for conceituada dessa forma, a condição poderá ser compreendida muito mais facilmente. O mecanismo exato é, todavia, ainda desconhecido.

O papel importante do estrogênio na candidíase também pode explicar porque as pacientes com um distúrbio vaginal grave raramente apresentam sintomas orais. O epitélio vulvovaginal contém receptores de estrogênio diferentes daqueles presentes na mucosa oral, e, embora a presença de estrogênio seja essencial para esta condição, seu papel exato ainda não foi elucidado. Sabe-se que a *Candida* spp. possui um receptor de estrogênio, mas a associação entre os receptores de estrogênico e a patogênese dos sintomas é desconhecida, bem como o papel da flora vaginal. Nos próximos anos, a realização de pesquisas sobre a patogênese da candidíase poderá explicar o motivo pelo qual um microrganismo comensal e bem tolerado pela maioria das mulheres causa sintomas graves em algumas.

Quase 95% dos casos são causados pela *C. albicans*, mas outras leveduras podem ser responsáveis, geralmente a *C. glabrata*. Estes fungos podem ser relatados como "não patogênicos" por alguns laboratórios e uma solicitação para sua caracterização deve ser feita, se necessário.

Manejo

Se a história for típica, o teste terapêutico com antifúngico deve ser realizado. O tratamento deve ser feito com o uso de um antifúngico oral diário por pelo menos 1 mês. Existem dois antifúngicos orais apropriados disponíveis: fluconazol e itraconazol. O fluconazol é usado em uma dose de 50-100 mg/dia e o itraconazol em uma dose de 100 mg/dia. O cetoconazol não deve ser usado em razão do risco de lesão hepática associado à necessidade de tratamento por períodos prolongados de tempo.

Tanto o itraconazol como o fluconazol têm bom nível de segurança e, usualmente, não estão associados a alterações da função hepática e outros efeitos colaterais. O monitoramento de rotina dos testes de função hepática geralmente é normal.

Os efeitos colaterais são raros, mas podem ocorrer e incluem náuseas, diarreia, reações alérgicas, exantema facial pustuloso, neuropatia sensorial, edema periférico e com o fluconazol pode haver queda de cabelo reversível. O desenvolvimento de resistência é muito incomum, embora tenha sido descrita.

As pacientes devem ser alertadas sobre o risco das interações medicamentosas que podem ocorrer entre estes antifúngicos e outros fármacos, incluindo o cloridrato de fexofenadina, um anti-histamínico de venda livre e as estatinas, que estão contraindicadas com antifúngicos azólicos orais. A interação com estatinas é particularmente grave e pode resultar em rabdomiólise.

O tratamento deve ser prolongado e o período de tempo irá variar de paciente para paciente. A recomendação de manter o tratamento diário até que a paciente esteja totalmente assintomática é uma regra prática útil. O exame físico é pouco confiável, e a presença de eritema no sulco interlabial é comum mesmo quando as pacientes estão assintomáticas. O tempo médio para resolução do quadro é de 3 meses, mas em algumas pacientes a resposta é mais lenta e pode levar até 6-12 meses para que ocorra melhora. Nesse ponto, a dose é gradualmente reduzida até atingir a menor dose capaz de controlar os sintomas e deve ser mantida durante 6 meses. Novamente, existe uma variação entre as pacientes e algumas não podem reduzir a dose do antifúngico sem recidiva dos sintomas. Observamos que a dose de manutenção sem retorno dos sintomas pode variar de 100 mg/dia até uma dose de 50 mg. A maioria das pacientes fica bem com a dose de 50 mg de fluconazol, duas vezes por semana. A meia-vida desses fármacos permite o uso intermitente com eficácia para o tratamento de manutenção, embora tenhamos verificado que essas doses são menos eficazes durante a fase inicial de tratamento.

Artigos publicados sobre o uso de antifúngicos azólicos orais geralmente recomendam uma dose de 150 mg uma vez por semana. Nossa experiência profissional mostra que esse esquema posológico não é tão eficaz quanto doses diárias na fase inicial do tratamento. No entanto, não existem evidências com base em ensaios clínicos controlados para estabelecer qual o melhor regime terapêutico.

Quando a baixa dose de manutenção está sendo usada, as pacientes precisam estar cientes de que o tratamento com antibióticos pode resultar em recidiva, sendo necessário retomar o uso diário do antifúngico durante uma semana e após este ciclo de antibiótico. Se ocorrer uma exacerbação dos sintomas, deve-se aumentar a dose de antifúngico até a resolução dos sintomas.

O aumento da dose do antifúngico ao longo do tempo parece ser necessário em alguns casos e isso pode ser causado por lento aumento na concentração inibitória mínima do fármaco, ou de variações individuais no metabolismo e absorção da droga. Quando isto ocorre é importante investigar o uso de outros medicamentos pela paciente, pois pode haver interferência com a absorção. Pacientes com qualquer doença que cause má absorção podem não absorver adequadamente esses medicamentos.

Após a remissão dos sintomas mantida por no mínimo 6 meses, a interrupção do tratamento pode ser tentada. Entretanto, podem ocorrer recidivas e nestes casos o tratamento precisa ser reiniciado imediatamente, titulando as doses até alcançar o nível que mantenha a paciente livre de sintomas. Este procedimento não é diferente daquele realizado para manejo dos casos de herpes genital recorrente com o uso por períodos prolongados de antivirais, embora seja muito menos divulgado e compreendido.

É importante reduzir a influência das condições ambientais e farmacêuticas que podem tornar o tratamento da candidíase menos eficaz e aumentar a taxa de recidiva. A redução das condições que aumentam o calor, suor e atrito, a melhora das condições médicas, que exigem o uso prolongado de antibióticos (asma, acne, infecções recorrentes do trato urinário e tonsilite recorrente) e o controle de distúrbios intestinais, evitando a contaminação com o material fecal, são apenas alguns dos problemas médicos gerais que deveriam ser considerados.

A candidíase vulvovaginal sintomática é pouco provável de ocorrer em meninas na pré-menarca e em mulheres na pós-menopausa que não estejam recebendo terapia de reposição estrogênica, em razão da importância do estrogênio nesta condição. Durante a gravidez, os sintomas frequentemente e contraintuitivamente melhoram na maioria das pacientes. Embora o uso de contraceptivo oral com alto nível de estrogênio possa estar associado à candidíase, a cessação de seu uso, em geral, não melhora a condição. Os contraceptivos orais com baixo nível de estrogênio raramente estão associados.

Na menopausa, há remissão do quadro, mas a melhora completa dos sintomas pode demorar até um ano após o último período menstrual. Em mulheres saudáveis e não diabéticas na pós-menopausa, a candidíase vulvovaginal geralmente está associada ao uso de estrogênio sistêmico ou vaginal. Neste grupo, a candidíase crônica geralmente é controlada com o uso de azólicos orais durante 1 mês, se o uso de estrogênio for suspenso durante este período.

Em pacientes que não podem interromper o uso dos suplementos estrogênicos, pode ser necessário manter uma dose de antifúngico oral, repetida duas vezes por semana, para o controle dos sintomas.

Em pacientes em que uma *Candida* sp. atípica é isolada, há duas opções terapêuticas: supositórios vaginais de ácido bórico (dose: 600 mg) ou voriconazol oral. O último apresenta toxicidade significativa não compartilhada pelo fluconazol e itraconazol. O manejo deve ser o mesmo, com tratamento diário até que a remissão sintomática seja alcançada e depois se institua a terapia de manutenção a longo prazo.

É importante salientar que o achado de uma *Candida* sp. atípica nem sempre significa doença clínica na vagina. Um isolado de *Candida* atípica deve ser presumido como não sendo relevante até que todas as outras opções etiológicas tenham sido exauridas.

Candidíase Vulvovaginal Associada à Terapia de Reposição Hormonal (TRH)

É importante lembrar que, embora mulheres saudáveis na pós-menopausa não sofram de candidíase vaginal, a situação pode mudar de forma significativa se elas iniciarem uma TRH. No entanto, pode haver intervalo de até 5 anos do tratamento antes que isso ocorra.

As pacientes que fazem TRH podem desenvolver candidíase pela primeira vez, mas geralmente são pacientes que apresentaram episódios relativamente frequentes de candidíase aguda na pré-menopausa.

Nos casos de candidíase associada à TRH é necessário suspender o uso de TRH e iniciar o tratamento com agentes antifúngicos orais até a resolução dos sintomas (normalmente 4-6 semanas de tratamento diário).

Após a remissão dos sinais e sintomas, interrupção permanente da TRH é a recomendação ideal. Se a TRH for essencial, deve ser na menor dose possível. Doses de manutenção de antifúngicos geralmente são necessárias para evitar recidiva. Nossa recomendação usual é de 50 mg de fluconazol, duas vezes por semana.

Diabetes e Candidíase Vulvovaginal

Diabetes é reconhecidamente um fator de risco para candidíase vulvovaginal em mulheres na pré- e pós-menopausa. A etiologia está associada ao nível de glicemia e glicosúria.

Os agentes hipoglicêmicos do grupo dos inibidores do cotransportador de sódio-glicose tipo 2 (SGLT2) estão associados a um risco elevado de candidíase em mulheres com diabetes do tipo 2, em razão do aumento na glicosúria. Embora isto possa ser controlado com agentes antifúngicos, ocasionalmente, o uso do fármaco deve ser interrompido.

Mulheres na pós-menopausa que não estejam usando TRH, mas com diabetes, podem sofrer de candidíase vulvovaginal crônica, necessitando de profilaxia a longo prazo com um azólico oral.

A patogênese da candidíase vulvovaginal crônica nessas pacientes provavelmente é diferente, mas isto ainda não está definido.

Vulvovaginite por Hipersensibilidade ao Estrogênio

Vulvovaginite por hipersensibilidade ao estrogênio é uma condição rara que produz um quadro clínico marcante de vulvovaginite cíclica, simulando candidíase vulvovaginal crônica. As pacientes apresentam vulvovaginite durante todo o ciclo menstrual, com uma exacerbação no período pré-menstrual.

Estrogênio e progesterona endógenos são reconhecidos como causas raras de erupção cíclica na pele extragenital. Algumas mulheres que apresentam sintomas vulvares cíclicos sofrem deste tipo de sensibilidade. A pele vulvar e a vagina contêm receptores de estrogênio, mas não de progesterona, e a causa, nesta situação, geralmente é o estrogênio.

Anamnese

A história, em geral, é muito similar à da candidíase vulvovaginal crônica. No entanto, o resultado do exame dos *swabs* coletados é consistentemente negativo e a resposta à terapia antifúngica não é boa. A resposta ao tratamento tópico com esteroides também não é boa.

Investigação

Não há testes diagnósticos comercialmente disponíveis, e o diagnóstico depende de uma boa anamnese e de um teste terapêutico com antifúngico oral para descartar candidíase crônica. Em um cenário experimental, as pacientes apresentam testes intradérmicos positivos ao estrogênio.

Controle

Muitas pacientes com esta condição são intolerantes à pílula contraceptiva oral combinada. Até a presente data, a supressão menstrual com progestógenos, como o acetato de ciproterona, tem sido a melhor terapia. O sucesso do tratamento com uso de tamoxifeno está descrito, mas pode apresentar efeitos colaterais relevantes. Raloxifeno pode ser um agente útil.

Na suspeita desta condição rara, a paciente deve ser encaminhada a um especialista em doença vulvar. O uso de hormônios para suprimir o ciclo menstrual é mais bem supervisionado por um ginecologista.

Doença de Paget Extramamária

Doença de Paget extramamária é uma condição muito rara, porém importante, visto que pode ser facilmente confundida com dermatite ou psoríase.

Apresentação

Apresenta-se como uma erupção eritematosa e eczematosa uni ou bilateralmente e pode ocorrer na vulva, na região perianal, ou em ambas as regiões. A base do eritema pode ter uma superfície escamosa esbranquiçada, com aspecto similar ao açúcar de confeiteiro. Com o tempo, a área se torna cruenta e exsudativa.

A erupção em geral é pruriginosa e, ocasionalmente, dolorida. Não há resposta ao tratamento com corticosteroides tópicos.

A típica paciente é aquela na pós-menopausa.

Investigação

A biópsia é essencial para o diagnóstico. A literatura mostra uma incidência de adenocarcinoma subjacente de até 20% e outros 30% de adenocarcinoma em outro local.

Controle

Pacientes com esta condição devem ser encaminhadas a um oncologista ginecológico.

Problemas Comuns na Terapia das Erupções Eritemato-Escamosas na Vulva

Uso Prolongado de Azólicos Vaginais

Azólicos intravaginais são tratamentos eficazes para candidíase aguda, porém geralmente não são convenientes ou eficazes para uso prolongado na candidíase crônica. O uso prolongado ou recorrente pode causar irritação. Se um ciclo de antifúngico vaginal padrão não produz alívio sintomático persistente, ciclos adicionais de fármacos similares não devem ser usados e o diagnóstico deve ser revisado. Em casos confirmados de candidíase crônica causada pela *C. albicans*, em que a terapia vaginal prolongada é a única opção, recomenda-se a nistatina vaginal, em uma dose de 100.000 U para 5 g.

Aplicação Vulvar de Antifúngicos Tópicos

Candidíase geralmente é uma infecção apenas da mucosa vaginal e os sintomas vulvares externos são causados por hipersensibilidade a esta infecção. Sintomas externos devem, portanto, ser controlados com uma pomada de esteroide de potência baixa. A aplicação de antifúngicos tópicos na pele vulvar é ineficaz e também pode agravar esta dermatite irritativa.

Swabs Vaginais

É essencial compreender que um *swab* vaginal não pode excluir definitivamente uma candidíase. O uso de um espéculo vaginal para coletar o *swab* é desnecessário. As pacientes podem fazer elas mesmas o *swab* vaginal quando estiverem sintomáticas. Isto elimina o problema de consultas de urgência simplesmente para a coleta de amostra. Além disso, a história é mais importante do que o *swab* no estabelecimento de um diagnóstico de candidíase vulvovaginal crônica. Um histórico de *swabs* positivos no passado é importante.

Uso de Estrogênio Tópico

O uso de estrogênio tópico para "secura" da vulva pode ser inútil em mulheres na pré-menopausa com ciclos menstruais regulares. Estas mulheres já estão adequadamente estrogenizadas e a sensação de secura geralmente está associada a alguma forma de dermatite, que quase sempre produz uma superfície cutânea seca e escamosa.

Uso Prolongado de Corticosteroides Tópicos Potentes

Há algumas poucas situações em que o uso prolongado de corticosteroides tópicos potentes é necessário para controlar sintomas de uma dermatose vulvar que não seja o líquen escleroso e o líquen plano (ver Capítulos 4 e 5).

Embora sejam apropriados e úteis no controle dos sintomas iniciais, se não for possível reduzir para uma preparação mais fraca, está na hora de revisar o diagnóstico, questionar a adesão à modificação das condições ambientais, descartar infecção e alergia e considerar dermatite induzida por corticosteroides. Qualquer erupção unilateral ou muito recalcitrante deve ser biopsiada para descartar doença de Paget extramamária.

Abreviações

TRH – terapia de reposição hormonal
LPC – liquor *picis carbonis*

Leituras Sugeridas

Fischer, G. (2012). Chronic vulvovaginal candidiasis: what we know and what we have yet to learn. *Australasian Journal of Dermatology*, **53**, 247–54.

Fischer, G. and Bradford, J. (2011). Persistent vaginitis. *British Medical Journal*, **343**, 7314.

Fischer, G. and Bradford, J. (2011). Vulvovaginal candidiasis in postmenopausal women: the role of hormone replacement therapy. *Journal of Lower Genital Tract Disease*, **15**, 263–7.

Fischer, G. O. (1996).The commonest causes of symptomatic vulval disease: a dermatologist's perspective. *Australasian Journal of Dermatology*, **37**, 12–18.

Fischer, G. O., Ayer, B., Frankum, B. and Spurrett, B. (2000). Vulvitis attributed to estrogen hypersensitivity: report of 11 cases. *Journal of Reproductive Medicine*, **45**, 493–7.

Fischer, G. O., Spurrett, B. and Fischer, A. (1995).The chronically symptomatic vulva: aetiology and management. *British Journal of Obstetrics and Gynaecology*, **102**, 773–9.

Foote, C. A., Brady, S. P., Brady, K. L., Clark, N. S. and Mercurio, M. G. (2014). Vulvar dermatitis from allergy to moist flushable wipes. *Journal of Lower Genital Tract Disease*, **18**, E16–18.

Hong, E., Dixit, S., Fidel, P., Bradford, J. and Fischer, G. (2014). Vulvovaginal candidiasis as a chronic disease: diagnostic criteria and definition. *Journal of Lower Genital Tract Disease*, **18**, 31–8.

Jones,W. R. (1991). Allergy to coitus. Australian and New Zealand Journal of Obstetrics and Gynaecology, **31**, 137–41.

Kapila, S., Bradford, J. and Fischer, G. (2012). Vulvar psoriasis in adults and children: a clinical audit of 194 cases and review of the literature. *Journal of Lower Genital Tract Disease*, **16**, 364–71.

O'Gorman, S. M. and Torgerson, R. R. (2013). Allergic contact dermatitis of the vulva. *Dermatitis*, **24**, 64–72.

Smith, S., Hong, E., Fearns, S., Blaszczynski, A. and Fischer, G. (2010). Corticosteroid phobia and other confounders in the treatment of childhood atopic dermatitis explored using parent focus groups. *Australasian Journal of Dermatology*, **51**, 168–174.

Weidinger, S., Ring, J. and Köhn, F. M. (2005). IgE-mediated allergy against human seminal plasma. *Chemical Immunology and Allergy*, **88**, 128–38.

Capítulo 4

Condições com Aspecto Esbranquiçado

A presença de manchas brancas ou de aspecto pálido na vulva são incomuns. A maioria das lesões vulvares brancas representa líquen escleroso. No entanto, a neoplasia escamosa intraepitelial vulvar também pode se apresentar como uma lesão de cor esbranquiçada, assim como a dermatite complicada por liquenificação ou o líquen simples crônico.

No passado, as manchas brancas na vulva eram chamadas de "leucoplasia" e este termo ainda é usado ocasionalmente. Esta é uma denominação descritiva inespecífica, que deveria ser abandonada a favor do emprego de termos diagnósticos específicos. Para evitar o risco de erro diagnóstico, as lesões brancas na vulva em adultos devem ser biopsiadas.

Essas lesões na vulva, que não sejam de líquen escleroso, são atípicas e raras. Entretanto, o diagnóstico diferencial é muito importante. Essas lesões incluem o líquen simples crônico (dermatite liquenificada), a infecção pelo papilomavírus humano e a neoplasia escamosa intraepitelial vulvar. Alterações pigmentares, como vitiligo e hipopigmentação pós-inflamatória, também podem se apresentar na forma de manchas brancas.

Líquen Escleroso

O líquen escleroso (Figuras 4.1 e 4.2) é uma doença cutânea rara, com predileção pela pele da região genital e a relação mulher/homem é de 10:1. Desta forma, esta lesão é relativamente comum na rotina das consultas de vulva, sendo responsável por cerca de 10% dos casos.

Embora o líquen escleroso possa ocorrer na pele de qualquer parte do corpo, é quase sempre um distúrbio da região genital. Apesar de nos referirmos a este distúrbio como "líquen escleroso vulvar", é essencial lembrar que o envolvimento perineal e perianal também é comum.

Embora o líquen escleroso ocorra em todas as faixas etárias, é mais comum em mulheres na peri e na pós-menopausa e a idade média de início é de 55 anos. Pode ocorrer em crianças e em bebês. Até recentemente, acreditava-se que o líquen escleroso pré-puberal se resolvia na puberdade, mas as evidências recentes vão de encontro a este argumento (ver Capítulo 9).

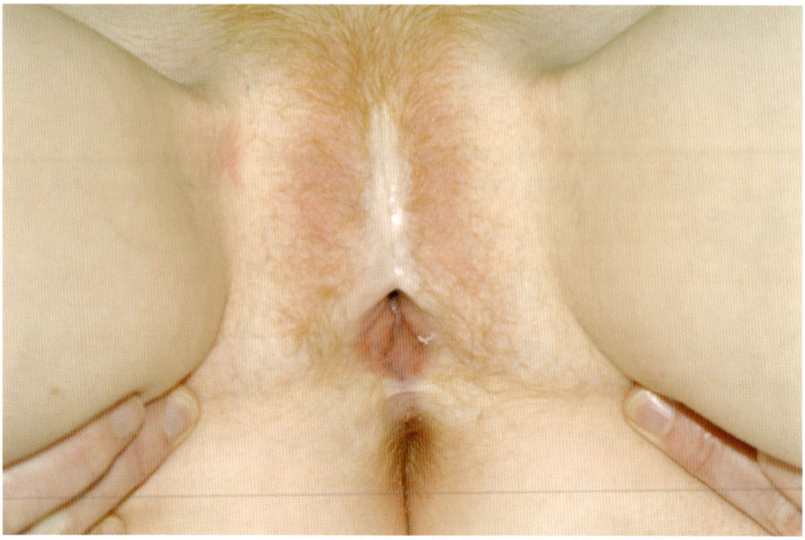

Figura 4.1 Líquen escleroso com grave coalescência labial anterior.

O líquen escleroso é um distúrbio importante, que deve ser diagnosticado corretamente por duas razões. Primeiro, se não for tratado agressivamente pode causar uma cicatrização com contração excessiva, deformando a vulva e causando estenose do introito. Segundo, está associado à neoplasia de células escamosas da vulva, incluindo o carcinoma invasivo de células escamosas e a neoplasia intraepitelial vulvar de alto grau, com risco de vida de 2 a 6% se a doença não for tratada. Essas duas complicações, o câncer e a cicatrização excessiva, podem ser prevenidas pela intervenção precoce e também por uma intervenção tardia. Essas pacientes requerem uma rotina de controle por toda vida.

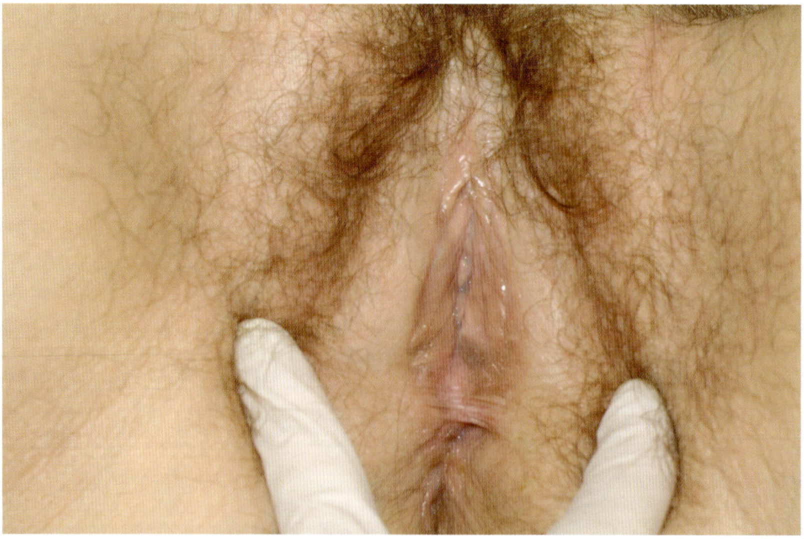

Figura 4.2 Líquen escleroso com mínima liquenificação.

Epidemiologia

A prevalência do líquen escleroso vulvar relatada varia desde 1 em 300 até 1 em 1.000 mulheres e de 1 em 900 meninas. Estes números podem representar um dado subestimado, pois muitos casos evoluem sem serem diagnosticados.

O líquen escleroso ocorre predominantemente em mulheres na peri e na pós-menopausa, embora cerca de um terço possa ocorrer em mulheres com 50 anos de idade ou menos. Líquen escleroso pediátrico representa 5-15% de todos os casos.

As lesões extragenitais podem ser encontradas em qualquer parte do corpo, mas são mais comuns no pescoço, nádegas, região interna das coxas, ombros e punhos. O líquen escleroso extragenital pode se apresentar como pequenas lesões múltiplas em forma de "confete".

No cenário pediátrico, o líquen escleroso quase sempre afeta a área genital, com somente 6% destas pacientes apresentando envolvimento extragenital.

Etiologia

A etiologia do líquen escleroso ainda é desconhecida. Entretanto, existe uma associação bem documentada a doenças autoimunes, particularmente a tireoidite de Hashimoto e o vitiligo.

Muitos estudos têm avaliado os autoanticorpos séricos, indicativos de doença autoimune sistêmica, como o fator antinuclear e também os anticorpos direcionados à zona de membrana basal da pele e a proteína da matriz extracelular. O significado da presença desses autoanticorpos não é conhecida, mas não parecem estar relacionados com a etiologia. Ainda não é possível afirmar que o líquen escleroso seja uma doença autoimune.

Doenças Associadas Devem Ser Investigadas?

As pacientes que recebem um diagnóstico de líquen escleroso e buscam informações na internet, inevitavelmente, encontram relatos assustadores de doenças associadas. Isto deve ser colocado em perspectiva.

As seguintes condições foram associadas ao líquen escleroso:

- Tireoidite autoimune
- Vitiligo
- Morfeia (esclerodermia localizada)
- Alopecia *areata*
- Anemia perniciosa
- Diabetes
- Psoríase
- Doença celíaca
- Artrite reumatoide

Estes estudos mostram uma alta frequência de doença autoimune em pacientes com líquen escleroso e níveis elevados de autoanticorpos, mas a maioria desses estudos não é controlada. Um fator de confusão é que as pacientes de meia-idade do sexo feminino (o principal grupo com esta condição) têm uma taxa relativamente alta de autoanticorpos.

Um estudo bem conduzido realizado recentemente constatou que, comparadas ao grupo-controle pareado por idade, as pacientes com líquen escleroso apresentam doença autoimune com maior frequência: aproximadamente 30% comparado a 10% na população total. Além disso, aproximadamente 30% apresentaram histórico familiar positivo. No entanto, o mesmo estudo não encontrou uma diferença significativa na taxa de detecção de autoanticorpos entre as pacientes com líquen escleroso e os controles. As duas doenças mais frequentemente observadas foram doença tireoidiana e vitiligo.

A maioria das pacientes que apresenta líquen escleroso no consultório são saudáveis e não apresentam uma história pessoal ou familiar de doença autoimune. Não é incomum encontrar títulos positivos baixos de fator antinuclear. No entanto, raramente isto é significativo para justificar a solicitação de exames adicionais. A presença de autoanticorpos tireoidianos positivos pode ser detectada e, neste caso, a solicitação de exames adicionais é necessária. Mesmo na presença de autoanticorpos tireoidianos, a função da tireoide geralmente é normal.

A questão permanece se é melhor ou não investigar o risco de doença autoimune em todas as pacientes com líquen escleroso. A maioria das pacientes com doença autoimune associada já tem este diagnóstico quando chega ao nosso consultório, mas, ocasionalmente, identificamos pacientes com resultado positivo dos autoanticorpos antitireoidianos que desconheciam esta alteração.

Recomendamos testar apenas o hormônio estimulante da tireoide e os autoanticorpos antitireoidianos. A realização de outros exames sem uma indicação clínica específica, provavelmente, não terá um valor clínico.

Fatores Genéticos

Casos de líquen escleroso ocorrendo na mesma família têm sido descritos e alguns estudos estão sendo feitos para avaliar a possibilidade de que haja uma associação genética. Embora nenhuma associação com os antígenos HLA relacionados com a autoimunidade (HLA A1, B8 e DR3) tenha sido relatada, o antígeno HLA tipo II, particularmente o DQ7, apresenta uma forte associação ao líquen escleroso.

Embora estes estudos sobre a associação ao HLA sejam interessantes, infelizmente não há dados suficientes para chegar a alguma conclusão sobre a importância dessas associações.

Apresentação

O sintoma mais comum é o prurido, geralmente intenso, capaz de prejudicar o sono e a qualidade de vida. Ocasionalmente pode haver sintomas de dor provocada pela presença de escoriações e fissuras. Pode haver, também, hiperestesia do clitóris, e dispareunia é muito comum. No entanto, vez por outra, o líquen escleroso pode ser completamente assintomático e descoberto de modo acidental pela paciente ou pelo médico durante um exame de Papanicolaou. Isto é raro, mas importante, visto que a doença pode estar avançada.

O aspecto de uma placa esclerótica branca bem definida, com uma superfície atrófica enrugada e áreas com púrpura e erosões, é típico. Entretanto, há muitas variações. Estas incluem:

- Múltiplas máculas ou pápulas brancas
- Lesões hiperqueratóticas
- Placas limitadas a pequenas áreas, na periferia dos pequenos lábios, no clitóris ou no capuz clitoriano
- Edema em um fundo de palidez
- Telangiectasia, púrpura ou erupções bolhosas hemorrágicas em área esbranquiçada
- Fissuras ou úlceras traumáticas
- Erosões
- Líquen escleroso associado à psoríase vulvar, que se manifesta com eritema
- Hiperpigmentação de coloração acastanhada, similar à melanose vulvar, que pode ocorrer

A distribuição do líquen escleroso também é muito variável. A descrição clássica dos livros didáticos é de uma figura em oito envolvendo a vulva, o períneo e a região perianal. Todavia, o líquen escleroso pode atingir apenas a região perianal, clitóris e superfície interna dos pequenos e dos grandes lábios e introito vaginal. O líquen escleroso não envolve a vagina acima da região himenal.

Um aspecto fundamental no reconhecimento do líquen escleroso, particularmente nos estágios tardios, é a deformação dos aspectos normais da vulva. O desenvolvimento dos pequenos lábios ocorre em todas as mulheres normais. O apagamento dos pequenos lábios e do clitóris, que pode estar contraído ou enterrado sob tecido cicatricial, sugere a presença de líquen escleroso.

O fenômeno de Koebner também ocorre no líquen escleroso, ou seja, novas lesões surgem em áreas de atrito e trauma. Possivelmente esta é a explicação para o surgimento mais frequente de lesões no períneo e na superfície interna dos pequenos lábios.

Se não for feito qualquer tratamento, pode ocorrer a reabsorção dos pequenos lábios, apagamento e encarceramento do clitóris, revelando uma vulva branca, brilhante e atrófica com perda da anatomia normal. A coalescência dos pequenos lábios é típica e ocorre com maior frequência na região posterior. A linha de fusão é frágil e facilmente se rompe durante o intercurso. Fissura e ruptura perineal também são comuns. Eventualmente, o introito vaginal pode sofrer uma estenose significativa, causando acúmulo de urina dentro da vagina e simulando incontinência urinária.

Nos estágios finais pode ser difícil identificar estas alterações epiteliais do distúrbio, restando apenas uma distorção macroscópica da vulva.

Apresentação Clínica em Crianças

Recente estudo envolvendo 70 crianças com líquen escleroso mostrou que a idade média do aparecimento dos sintomas foi de 5 anos (variando de 1 a 12 anos de idade) e a idade média no diagnóstico foi 6,7 anos (variando de 3 a 14 anos de idade). Outro estudo que incluiu 46 crianças constatou que a idade média no diagnóstico foi de 7,8 anos, com um atraso no diagnóstico de 1,6 ano. Ambos os estudos indicam que muitas crianças sofrem por longos períodos de tempo antes de serem diagnosticadas e tratadas.

Em ambos os estudos, os sintomas de apresentação mais comuns foram prurido e ardor. No entanto, outros sintomas ou sinais observados na apresentação são púrpura, disúria, constipação, erosões genitais e lesões extragenitais.

Menos de 10% das crianças estudadas eram assintomáticas e o diagnóstico foi feito por meio de uma biópsia realizada por outro motivo.

A apresentação com disúria e dor com a defecação, resultando em constipação, é diferente dos sintomas que se apresentam nos adultos, que normalmente referem queixas de prurido e dispareunia. Não é incomum que crianças com líquen escleroso sejam encaminhadas para urologistas e gastroenterologistas. A presença de lesões purpúricas em crianças com líquen escleroso indica a necessidade de encaminhar para unidades de proteção à criança.

O aspecto em crianças é o mesmo que em adultos, e atrofia e fusão dos lábios, bem como perda da arquitetura vulvar, também ocorrem.

Investigação

Embora o líquen escleroso vulvar geralmente tenha um aspecto clínico característico, a biópsia fornece a confirmação diagnóstica e a exclusão de diagnósticos alternativos. Uma biópsia positiva também é útil no aconselhamento da paciente sobre as importantes consequências a longo prazo e da necessidade de acompanhamento, que deve ser recomendado para todas. É importante, também, nos casos em que a paciente muda de residência ou de médico. O tratamento recupera a normalidade do aspecto vulvar e um registro histopatológico é importante.

É conveniente destacar que o tratamento prévio com corticosteroide tópico provoca um aspecto histopatológico inespecífico. Entretanto, a biópsia de uma área branca geralmente é diagnóstica.

Em crianças, um diagnóstico clínico é quase sempre suficiente em razão da dificuldade de uma biópsia e também porque a ocorrência de uma transformação neoplásica nunca foi relatada em crianças com líquen escleroso.

A histologia é específica e uniforme em todas as idades e gêneros. A epiderme é atrófica, com degeneração hidrópica das células basais e uma zona pálida homogênea na derme superior. Há um infiltrado liquenoide composto, principalmente, por células mononucleares na derme.

Diagnóstico Diferencial

O diagnóstico diferencial em adultos é a presença de liquenificação de qualquer tipo, doença de Paget extramamária, verrugas genitais, ceratose seborreica não pigmentada e neoplasia intraepitelial vulvar.

A apresentação clínica em crianças é característica e são poucas as considerações no diagnóstico diferencial. A dermatite atópica liquenificada pode simular esta condição em adultos, mas é muito menos comum em crianças. A neoplasia intraepitelial de vulva, que pode se apresentar como uma placa branca, não foi descrita em crianças pré-púberes. A psoríase pode coexistir, causando confusão diagnóstica em razão de eritema sobreposto. O vitiligo não possui as alterações epiteliais observadas no líquen escleroso, apresentando-se com máculas brancas bem delimitadas que se apresentam fluorescentes sob luz ultravioleta.

Líquen Escleroso e Malignidade Associada

Em adultos, o líquen escleroso vulvar está associado ao carcinoma de células escamosas da vulva e à neoplasia intraepitelial vulvar.

Quando não havia um tratamento eficaz comprovado para o controle do líquen escleroso, havia uma associação significativa com a malignidade vulvar. Aproximadamente 60% dos carcinomas de células escamosas da vulva tinham alguma evidência histológica de líquen escleroso adjacente. Em mulheres adultas com líquen escleroso vulvar, alguns estudos demonstraram risco de 2-6% de carcinoma de células escamosas da vulva.

É preciso mencionar que o líquen escleroso extragenital não está associado à malignidade.

Estudos prévios sugeriam que o grupo de risco para carcinoma de células escamosas da vulva apresentava doença hiperqueratótica grave. No entanto, é possível que tenha ocorrido um viés de seleção envolvendo pacientes tratados de forma subideal. Nossos estudos mais recentes mostram que pacientes com doença relativamente leve também apresentam risco maior.

Quando o líquen escleroso vulvar está associado à malignidade, a histologia mostra, quase sempre, uma hiperplasia e pode-se apresentar como uma forma leve de neoplasia intraepitelial denominada "neoplasia intraepitelial diferenciada de vulva" (ver Terminologia da VIN, a seguir) e pode perder sua camada hialina edematosa patognomônica.

A apresentação de um carcinoma de células escamosas da vulva pode incluir nódulo, fissuras persistentes, placas hiperqueratóticas, lesões ulceradas que não cicatrizam e tumores vegetantes. Qualquer alteração em uma área de líquen escleroso que não se resolva rapidamente com tratamento tópico deve ser biopsiada.

Não há relatos de malignidade vulvar associada ao líquen escleroso infantil, mas os carcinomas de células escamosas da vulva já foram descritos em pacientes com menos de 40 anos de idade com história de líquen escleroso na infância.

A associação do líquen escleroso com a malignidade genital tem implicações muito importantes para o tratamento. As pacientes devem receber informações sobre o risco, ser orientadas sobre as alterações que podem ocorrer e devem receber o tratamento e acompanhamento regularmente.

Malignidade após o Tratamento

A observação de grandes grupos de pacientes com líquen escleroso tratadas de forma adequada mostra uma frequência de carcinoma de células escamosas da vulva muito inferior a 6%. Desta forma, parece que o risco de malignidade é reduzido no líquen escleroso genital não complicado com diagnóstico e tratamento adequado. Uma publicação recente de um estudo prospectivo realizado pelo nosso grupo de líquen escleroso, envolvendo 507 mulheres adultas, comparou as pacientes que aderiram ao tratamento com as que não aderiram. O estudo demonstrou que o tratamento com corticosteroide tópico foi capaz de manter objetivamente o aspecto normal da pele, resultando também em mínima formação cicatricial e redução do risco de câncer. Este resultado confirmou os achados de nosso estudo retrospectivo realizado anteriormente e as observações de outros autores.

Acreditamos que as pacientes com líquen escleroso apresentam melhores resultados com a tentativa de supressão completa da doença e vigilância adequada.

O melanoma maligno representa 2% de todos os cânceres de vulva e sua associação com líquen escleroso no cenário pediátrico é rara. Na verdade, foram relatados apenas seis casos de melanoma maligno da vulva associados ao líquen escleroso em crianças pré-púberes. É importante salientar que existem relatos de proliferações melanocíticas associadas à condição. O significado destes achados não está claro.

Controle

Líquen escleroso em adultos é uma doença vitalícia, cuja remissão é improvável. A maioria das pacientes é incapaz de interromper o tratamento sem que ocorra uma recidiva, embora isso possa demorar alguns meses. O aconselhamento deve garantir o entendimento de que o tratamento é vitalício. Essa notícia é muito difícil de ser assimilada por muitas pacientes, e é importante reforçar em todas as consultas até se certificar que elas tenham compreendido. A analogia com diabetes pode auxiliar o entendimento.

Nas raras circunstâncias em que a remissão parece aparente, o controle a longo prazo deve ser mantido, visto que o líquen escleroso pode reativar após anos de latência.

Terapia Tópica

O tratamento do líquen escleroso tem duas fases:

1. Indução da remissão.
2. Tratamento de manutenção.

Atualmente o tratamento com um corticosteroide tópico potente é o padrão-ouro para conseguir a remissão das alterações do líquen escleroso vulvar. A primeira publicação descrevendo o uso de propionato de clobetasol 0,05%, um corticosteroide tópico "ultrapotente", foi feita em 1991. Até a publicação deste artigo, o uso de um corticosteroide tão forte na pele genital não era aceito e os regimes terapêuticos indicados incluíam os corticosteroides tópicos fracos, a testosterona e a progesterona. Como resultado, o tratamento do líquen escleroso era considerado muito difícil.

Desde que o resultado deste estudo audacioso mostrou a eficácia e a segurança das preparações mais potentes de corticosteroides, o tratamento do líquen escleroso se tornou uma das condições vulvares mais fáceis de serem controladas e muitos estudos subsequentes com corticosteroides tópicos potentes e superpotentes confirmaram esses achados.

A resposta ao tratamento com corticosteroide tópico é tão boa que, na ausência de melhora, o diagnóstico deve ser revisado, a falha na adesão ao tratamento deve ser investigada ou a presença de algum fator de confusão, como alergia ou superinfecção, deve ser considerada.

A maioria dos estudos subsequentes também usou o propionato de clobetasol e alguns estudos mais recentes foram feitos comparando sua eficácia com a do furoato de mometasona 0,1%. Em nossa experiência, o resultado do tratamento com produtos menos potentes é apenas bom. A avaliação clínica da gravidade e do grau de hiperqueratose das lesões determina a escolha da potência do esteroide tópico.

O foco principal do tratamento é restaurar a normalidade da pele e não importa o produto que deve ser usado, mas sim o resultado a ser alcançado. Não existe uma maneira única para conseguir restaurar a normalidade da pele e a impressão clínica sobre a gravidade da doença e a preferência das pacientes em relação ao tipo de tratamento diário ou intermitente devem orientar a escolha da melhor opção. No entanto, em nossa experiência temos observado que os regimes que melhor funcionam são aqueles empregados pelo menos três a quatro vezes por semana. A revisão de retorno de nossas pacientes mostrou que os regimes intermitentes com intervalos maiores são facilmente esquecidos.

A publicação de um estudo de revisão da Cochrane de 2011, sobre o tratamento de líquen escleroso com corticosteroide tópico, apresentou as seguintes conclusões:

- A evidência atual é limitada e estudos adicionais são necessários para preencher algumas lacunas no conhecimento.
- Futuros ensaios clínicos controlados e randomizados devem ser realizados para responder as questões sobre qual é o regime de tratamento tópico mais adequado, qual é a potência do esteroide ideal e qual é a duração do tratamento e a duração da remissão.
- Para determinar se o tratamento eficaz reduz pela metade o risco de câncer, seria necessário realizar um ensaio clínico controlado e randomizado, incluindo pelo menos 984 participantes no grupo de tratamento e 984 no grupo sem tratamento, com um nível de significância de 0,05 e um poder de 0,8.

Concordamos com essas conclusões, mas considerando os resultados dos nossos estudos retrospectivos e prospectivos, a realização de um ensaio controlado e randomizado incluindo pacientes não tratadas em um grupo seria, atualmente, antiético.

Nosso estudo de coorte prospectivo a longo prazo, com 507 mulheres, comparando pacientes aderentes ao tratamento a pacientes parcialmente aderentes, produziu evidências convincentes de que o tratamento com corticosteroide tópico é capaz de prevenir não apenas a formação do tecido cicatricial, mas também de câncer. Esse estudo respondeu essa pergunta sem ter que enfrentar o dilema ético de alocar um grupo-controle não tratado. Em três de nossos estudos sobre líquen escleroso encontramos 30% de falha de adesão ao tratamento. Esperamos que os resultados de nossos estudos possam servir de evidência para persuadir os clínicos e as pacientes sobre o tratamento.

Indução da Remissão

A decisão sobre a potência do corticosteroide tópico a ser usado é feita com base no grau da hiperqueratose (espessamento) da pele vulvar. O tecido cicatricial representa a gravidade do comprometimento da pele e não pode ser alterado pelo tratamento.

Nossas recomendações são as seguintes:

- *Doença grave com hiperqueratose acentuada:* corticosteroide superpotente (p. ex., propionato de clobetasol 0,05% pomada), duas vezes ao dia até a cessação do prurido (geralmente 1-2 semanas) e, depois, uso diariamente até reexame em 6 semanas.
- *Doença hiperqueratótica:* corticosteroide potente (por exemplo, dipropionato de metametasona 0,05% ou furoato de mometasona 0,1%) duas vezes ao dia até cessar a coceira (geralmente 1 a 2 semanas e, em seguida, diariamente até reexame em 6 semanas.
- *Doença leve, somente com palidez e pouquíssima hiperqueratose:* corticosteroide moderado (p. ex., triancinolona acetonida 0,02%, aceponato de metilprednisolona 0,1% ou dipropionato de aclometasona 0,05%) diariamente até reexame em 6 semanas.

A reavaliação na 6ª semana deve verificar a presença de efeitos colaterais, a resposta ao tratamento e a paciente deve receber um suporte emocional, visto que o diagnóstico de líquen escleroso é difícil para a maioria das mulheres. Neste estágio, elas geralmente se sentem muito melhores e muitas presumem que estão curadas. É importante enfatizar que o tratamento deve ser mantido e explicar que a razão é a prevenção de câncer e formação de tecido cicatricial.

A potência do corticosteroide tópico deve ser mantida até a normalização da textura e da cor da pele. Deve-se destacar que pode haver hiper ou hipopigmentação residual (ver "Vitiligo", a seguir). No entanto, a aparência clínica da superfície da pele geralmente melhora de modo considerável.

As pacientes devem ser reexaminadas novamente 3 meses depois e então a cada 6 meses durante os 2 primeiros anos. A potência do corticosteroide tópico é reduzida gradualmente para uma potência moderada até leve para terapia de manutenção.

O tratamento tem como objetivo o desaparecimento de sinais anormais, bem como a resolução dos sintomas. A resolução dos sintomas ocorre rapidamente, mas a resolução dos sinais anormais leva um tempo maior. As pacientes devem, portanto, continuar com o tratamento regular mesmo após a resolução dos sintomas. É importante se orientar pela resposta clínica objetiva. Constatamos que a adesão ao tratamento é maior quando as pacientes incorporam o tratamento em suas rotinas diárias, e que as pacientes cuja adesão é duvidosa se beneficiam de reconsultas regulares a cada 6 meses.

Tratamento de Manutenção

Existem menos pesquisas sobre o tratamento de manutenção do líquen escleroso e, como resultado, o regime terapêutico de manutenção está menos definido do que os usados para controle inicial da doença. Embora muitas revisões e artigos publicados afirmem que a resolução espontânea do líquen escleroso não ocorre e que é necessário manter o acompanhamento, não existe um consenso em relação ao tempo desse acompanhamento. O ponto fraco da maioria dos estudos publicados é a duração do seguimento. Em quase todas as publicações, o período mais longo de observação documentado é de 3 anos.

Há duas exceções: um estudo coorte descritivo do Reino Unido, com duração média de acompanhamento de 66 meses e um estudo francês prospectivo com duração de 10 anos. Este último estudo envolvendo 83 mulheres é a melhor evidência que temos para confirmar a experiência clínica que mostra que o uso dos corticosteroides tópicos induz facilmente a remissão da condição, mas não cura o líquen escleroso. Este estudo relatou um índice de recorrência de 84% quando o tratamento foi interrompido. Ambos os estudos sugeriram que o tratamento também pode mudar o curso da doença, reduzindo o risco de câncer e a formação de tecido cicatricial. Nossos próprios estudos, referidos anteriormente, corroboram esta conclusão.

O regime de manutenção usado nos estudos da França e do Reino Unido foi o uso intermitente de propionato de clobetasol, aplicado uma a três vezes por semana. Este tratamento é o que tem sido empregado nos trabalhos publicados posteriormente. No entanto, a longo prazo, o tratamento do líquen escleroso não é uniforme e único, pois depende da gravidade das lesões. O que é importante é a manutenção da normalidade da textura e da cor da pele.

Os principais problemas associados ao uso prolongado de corticosteroides tópicos potentes na área genital são atrofia, evidenciada por fragilidade e estrias, dermatite periorificial e superinfecção com *Candida albicans*. É interessante destacar que os estudos da França e do Reino Unido e outro estudo do Reino Unido, com um período de acompanhamento de 3 anos, registraram que tais efeitos colaterais eram raros durante o tratamento de líquen escleroso. Esta também tem sido nossa experiência. Em nossos estudos, os efeitos colaterais foram mínimos e reversíveis, ocorrendo apenas fragilidade da pele e eritema. O argumento de que o uso prolongado de corticosteroide tópico irá produzir atrofia não é válido no líquen escleroso.

Recomendamos uma reavaliação a cada 6 meses para determinar qual o melhor regime de manutenção que irá garantir uma remissão contínua. Durante o tratamento, o grau de hiperqueratose precisa ser avaliado constantemente. Se houver recidiva, deve-se aumentar a potência do tratamento. Na ocorrência de atrofia ou dermatite induzida por corticosteroides, a potência é reduzida. Constatamos que este método de controle prolongado das pacientes com líquen escleroso é bem-sucedido, seguro, barato e excepcionalmente eficaz. Nenhuma de nossas pacientes com boa adesão ao tratamento desenvolveu câncer e não ocorreu a progressão da doença ou formação de tecido cicatricial em mais de 95% das pacientes tratadas. Mais de 90% apresentam controle completo e sustentado dos sintomas, e nas pacientes sexualmente ativas a melhora da dispareunia ocorreu em 90% dos casos.

Desaconselhamos fortemente as estratégias com base no tratamento de acordo com a necessidade de controlar apenas os sintomas. Não é difícil alcançar o controle dos sintomas no líquen escleroso, mas a supressão objetiva da doença deve ser o principal objetivo para evitar o risco de complicações. Este é um tema comum entre as pacientes que desenvolveram câncer ou apresentaram progressão da doença em decorrência da falha de adesão ao tratamento quando se tornaram assintomáticas.

O regime de acompanhamento a longo prazo que recomendamos é apresentado a seguir:

- Reavaliação a cada 6 meses até alcançar uma remissão estável por 2 anos. Depois deve ser feita uma revisão anual pelo especialista em vulva e semestral pelo clínico geral. As pacientes devem ser orientadas a retornar antes se apresentarem alguma alteração.
- Na evidência de recidiva durante o tratamento, o uso de corticosteroide mais potente é indicado até que ocorra a resolução.
- Na evidência de efeitos adversos decorrentes do uso intensivo de corticosteroide, deve-se reduzir a dose. Os efeitos adversos decorrentes do uso intensivo de corticosteroide geralmente se apresentam com eritema vulvar, ardor ou fragilidade epitelial. Isto é rapidamente revertido quando há o ajuste do tratamento.
- As pacientes devem ser aconselhadas a não interromper o tratamento quando alcançarem a remissão e devem continuar com a menor dose possível de corticosteroide para manter a normalidade completa da pele vulvar. O impacto psicológico de uma recidiva em uma paciente que está, finalmente, em remissão após anos de sofrimento pode ser devastador. Além disso, as pacientes que não seguem o tratamento têm risco de 50% de apresentar atrofia e risco de 5% de desenvolver malignidade. Cada reexame é uma oportunidade de lembrar sua paciente da importância e segurança do tratamento de manutenção.

A avaliação do resultado do tratamento é feita pelo controle dos seguintes fatores:

- Redução dos sintomas: espera-se ausência de prurido ou dor
- A capacidade de ter intercurso: em mulheres na pós-menopausa, a associação de um estrogênio tópico pode ser necessária para reduzir o ressecamento vaginal.
- Prevenção da atrofia e adelgaçamento, coalescência dos pequenos lábios e perda da substância clitoriana (uma redução nos pequenos lábios após a menopausa é comum, não representa um problema e nem sempre é prevenida pelo tratamento)
- Prevenção de malignidade
- Ausência de efeitos colaterais

Efeitos Colaterais do Tratamento

São poucos os efeitos colaterais observados. Raramente observamos atrofia induzida por corticosteroides.

Em nossa clínica observamos os seguintes efeitos colaterais:

- *Candidíase:* é facilmente controlada por terapia antifúngica.
- *Eritema:* responde rapidamente a uma redução na potência do corticosteroide.
- *Ardência causada pela aplicação tópica:* geralmente melhora após a remissão das fissuras e erosões. Quase sempre é possível substituir o corticosteroide tópico por outro mais bem tolerado.

Algumas pacientes podem apresentar áreas espessadas resistentes, que não respondem ao uso de corticosteroides superpotentes. Nestes casos existe indicação para realizar uma biópsia para exclusão de malignidade. Estas lesões podem responder ao emprego de corticosteroides intralesionais nos casos em que o uso tópico esteja causando desconforto.

Os tratamentos mais recentes para líquen escleroso hiperqueratótico resistente ao tratamento incluem o emprego intralesional de plasma rico em plaquetas. Esta estratégia tem sido erroneamente denominada na internet de "tratamento com células-tronco". Em nossa experiência, o resultado tem sido bom em algumas pacientes, mas ainda é experimental. Não há ensaios clínicos publicados.

Em algumas pacientes com doença hiperqueratótica grave, o tratamento com *laser* ablativo pode ser um adjuvante útil. No entanto, não é um substituto para terapia tópica.

O princípio mais importante do manejo destes casos é manter a observação. Esta condição é pré-maligna, potencialmente imprevisível e apresenta risco de recorrência se ocorrer falha de adesão ao manejo. Alguns autores questionam o custo desta abordagem para o sistema de saúde. A resposta a esta questão deve considerar que o líquen escleroso não é uma doença comum e que o custo de uma paciente com câncer de vulva deve ser comparado ao custo do acompanhamento de muitas para evitar o desenvolvimento de câncer.

Outras Terapias Tópicas

Os agentes imunossupressores tópicos, como tacrolimo e pimecrolimo, foram descritos no tratamento de líquen escleroso em crianças e adultos.

Em 2006 foi publicado o resultado de um ensaio clínico de fase II realizado para avaliar a segurança e eficácia da pomada de tacrolimo 0,1%, no tratamento de líquen escleroso. A remissão do líquen escleroso ativo foi alcançada em 43% das pacientes em 24 semanas de tratamento, e a resolução parcial foi alcançada em 34% das pacientes. Os efeitos máximos da terapia ocorreram entre as semanas 10 e 24 do tratamento. A justificativa dos autores para a recomendação de imunossupressores tópicos está vinculada à menor probabilidade de desenvolvimento de atrofia. Entretanto, raramente observamos o desenvolvimento de atrofia nas pacientes tratadas com corticosteroides e, quando ocorre, a mudança para uma potência mais baixa, sempre resulta na melhora da atrofia.

Embora não tenham ocorrido eventos adversos durante os 18 meses de acompanhamento, a desvantagem teórica dos agentes imunossupressores tópicos é o aumento do risco de transformação maligna em decorrência da imunossupressão local. Está é uma consideração importante, pois a associação entre o líquen escleroso vulvar e a malignidade é reconhecida. Carcinoma de células escamosas foi relatado em adultos com líquen escleroso em associação ao tratamento com pimecrolimo e tacrolimo.

Até a data de redação deste capítulo, as evidências para a recomendação de agentes imunossupressores tópicos no tratamento de líquen escleroso eram insuficientes, sem justificativa para sua aplicação quando o uso de corticosteroide tópico é eficaz e seguro. Agentes imunossupressores tópicos não oferecem qualquer vantagem sobre os corticosteroides tópicos. São mais caros, apresentam maior probabilidade de efeitos colaterais, como ardência e queimação, e sua segurança a longo prazo não está estabelecida.

Historicamente, a testosterona tópica foi utilizada para tratar líquen escleroso vulvar. No entanto, seu emprego não está indicado pela falta de eficácia e em razão do risco de causar androgenização em meninas. O uso de estrogênio tópico também não tem qualquer indicação além daquela indicada para redução da atrofia hipoestrogênica em mulheres na pós-menopausa sexualmente ativas.

Controle em Crianças e Adolescentes

Em crianças esta condição está menos documentada do que em adultos. Em crianças pré-púberes com líquen escleroso, existem relatos de que o diagnóstico e o tratamento precoces podem induzir uma remissão. Crianças com líquen escleroso raramente têm doença hiperqueratótica grave e recomenda-se começar o tratamento com um corticosteroide potente da mesma forma que em um adulto.

Historicamente, considerava-se que o líquen escleroso vulvar infantil melhorava ou apresentava remissão na puberdade. Isto não está correto. Apenas dois estudos examinaram o líquen escleroso em adolescentes que desenvolveram a condição quando crianças, e ambos lançaram dúvidas sobre essa suposição. Um estudo de 12 adolescentes, acompanhados durante um período de 10 anos, corrobora a conclusão de que a remissão é muito improvável. Este estudo sugere que o tratamento poderia prevenir sequelas. Na puberdade, as crianças com líquen escleroso devem manter o controle a longo prazo igual a um adulto. Portanto, é essencial que os pais e as pacientes compreendam que esta condição requer acompanhamento a longo prazo, pois é improvável a resolução na puberdade.

Recentemente, concluímos um estudo retrospectivo envolvendo 46 crianças com líquen escleroso, comparando as pacientes que aderem ao tratamento àquelas que não aderem. Demonstramos que quando a normalização é alcançada e mantida, a progressão da doença cessa e não ocorre a formação de cicatrizes e atrofia. Entretanto, não há reversão das cicatrizes formadas antes do tratamento.

O acompanhamento de adolescentes é mais difícil em razão do constrangimento causado pelo exame. Para evitar este constrangimento, os adolescentes podem negar os sintomas e, desta forma, interromper o acompanhamento. A relação de confiança estabelecida antes da puberdade é a melhor maneira de prevenir isto.

Líquen Escleroso e Abuso Sexual em Crianças

A preocupação com a possibilidade de abuso sexual ocorre quando uma criança com líquen escleroso é examinada em razão da presença de lesões como erosões, fissuras, lesões purpúricas, sangramento e cicatrizes.

Existem diversos relatos de pacientes com a apresentação clássica de líquen escleroso, que foram submetidas a uma avaliação extensiva e inapropriada para investigação de abuso sexual. Embora a conscientização dos profissionais da área de saúde sobre o risco de abuso sexual tenha resultado em encaminhamentos mais oportunos pelos pediatras, o trauma emocional acrescentado à família é completamente desnecessário.

Abuso sexual é comum e muitos estudos retrospectivos sugerem que aproximadamente 20-25% de todas as meninas sofreram abuso quando crianças. Entretanto, as crianças que sofreram abuso sexual raramente têm sinais clínicos quando examinadas. Um diagnóstico de líquen escleroso não descarta ou comprova abuso sexual.

Tratamento Cirúrgico

Historicamente, foram realizadas vulvectomias em adultos para tratamento do líquen escleroso, mas ocorria a recorrência da doença. A cirurgia não é considerada um método de trata-

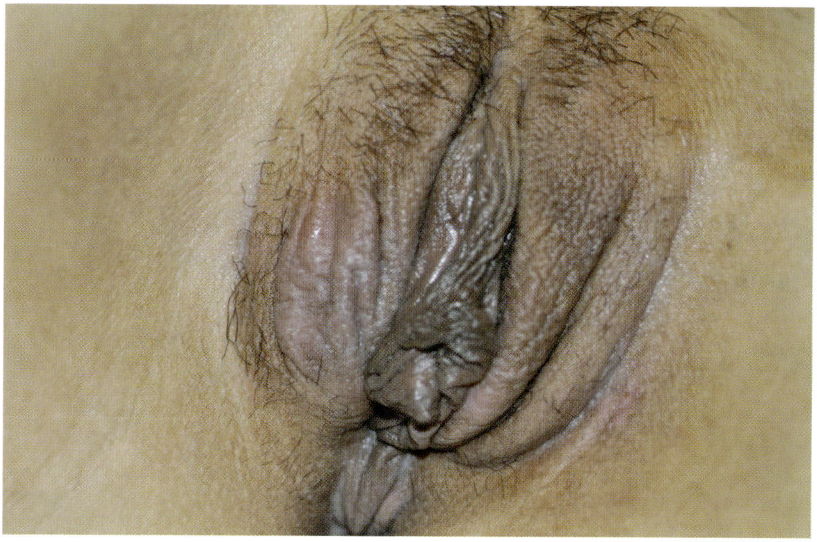

Figura 4.3 Dermatite liquenificada.

mento aceitável e está formalmente contraindicada. A cirurgia raramente é uma terapia apropriada na população pediátrica, exceto na ocorrência de fusão importante dos lábios.

Diversos procedimentos cirúrgicos foram usados para tratar as aderências labiais e clitorianas. A secção simples das aderências apresenta um resultado muito satisfatório, desde que esteroides tópicos potentes sejam usados diariamente no pós-operatório até que a resolução esteja bastante adiantada. Ocasionalmente é necessário aplicar o esteroide pós-operatório em um dilatador. Não defendemos a perineoplastia em mulheres com dispareunia causada por fusão da porção posterior do introito. Novamente, uma secção simples das aderências funciona bem.

Pacientes com Líquen Escleroso Podem Retomar a Atividade Sexual Normal?

Na maioria dos casos, a resposta é sim. Fisicamente, em particular nas mulheres mais jovens e naquelas em que a doença tenha sido tratada antes de se tornar muito avançada, geralmente não há razão para que não possam retomar uma vida sexual normal.

As mulheres que tiveram longo histórico de sexo doloroso geralmente desenvolvem um espasmo significativo do assoalho pélvico e podem precisar de fisioterapia para superar este problema (ver Capítulo 8). Algumas mulheres admitem que desenvolveram repugnância pelo intercurso sexual durante a fase em que o diagnóstico não estava definido e podem precisar de ajuda psicológica. Há muitas mulheres mais velhas que recusam qualquer ajuda, porque a falta de interesse em sexo foi legitimada pela doença. Aquelas que desejam se tornar sexualmente ativas geralmente buscam ajuda.

Líquen Simples Crônico

Líquen simples crônico também é conhecido como dermatite liquenificada (Figura 4.3).

Qualquer doença cutânea crônica e pruriginosa pode evoluir para um estado chamado de "liquenificação". Esta é uma reação da pele exposta a longos períodos de prurido. No passado, considerava-se que o líquen simples crônico tinha origem psicológica, mas isso não é verdadeiro.

Outras condições subjacentes que podem apresentar liquenificação na vulva incluem dermatite, psoríase e líquen plano (Capítulos 3 e 5). Essas dermatoses predominantemente avermelhadas apresentam áreas irregulares esbranquiçadas e uma textura espessada anormal.

Apresentação

A aparência clínica mostra áreas evidentes de espessamento, escoriação e escamas. Na pele do resto do corpo, a liquenificação se apresenta com uma coloração avermelhada ou castanha, mas na vulva frequentemente é branca.

A liquenificação não exibe a mesma superfície enrugada e atrófica discreta do líquen escleroso e nunca é bolhosa ou hemorrágica. Em geral é observada no períneo e na área perianal, mas ocasionalmente é mais disseminada ou, ao contrário, pode-se apresentar localizada e assimétrica. É, invariavelmente, muito pruriginosa.

As pacientes geralmente são atópicas e apresentam dermatite em outras partes do corpo.

Investigação

Na maioria dos casos, a única maneira de diferenciar a liquenificação do líquen escleroso é por meio de uma biópsia cutânea. É importante diferenciar as duas condições em razão do prognóstico a longo prazo. Entretanto, lembre-se: se a sua impressão clínica for de líquen escleroso, particularmente se houver cicatrizes ou perda da substância, então você provavelmente está correto, não importando o resultado da biópsia.

A histologia da dermatite liquenificada normalmente mostra espongiose e acantose (espessamento da epiderme). Se o achado for "inespecífico", isto pode representar líquen escleroso tratado.

O termo "hiperplasia escamosa" pode ser encontrado na literatura em artigos sobre câncer vulvar. Este é um termo histopatológico que está clinicamente correlacionado com a liquenificação. Este termo pode causar alguma confusão, pois sugere algo maligno, quando o que está sendo descrito é completamente benigno. Hiperplasia escamosa não é uma indicação para cirurgia.

Infecção pelo Papilomavírus Humano

A infecção pelo papilomavírus humano geralmente se manifesta na pele genital com lesões discretas que se apresentam, indiscutivelmente, como verrugas genitais. Todavia, existe uma variante que entra no diagnóstico diferencial das lesões brancas, que se manifesta com uma placa hiperqueratótica, frequentemente no períneo. Isto pode ser indistinguível da dermatite liquenificada, do líquen escleroso e de malignidade. Estas placas brancas devem ser biopsiadas e o tratamento de cada uma é diferenciado.

Para o tratamento de infecção pelo papilomavírus humano genital, ver Capítulo 7.

Vitiligo

Vitiligo é uma doença autoimune relativamente comum, que se apresenta com áreas irregulares e bem definidas de perda total do pigmento na pele, resultando em uma descoloração branca notável (Figura 4.4). A superfície da pele retém sua textura normal, e este é o aspecto clínico importante que diferencia o vitiligo do líquen escleroso, com o qual pode, confusamente, coexistir. Vitiligo é assintomático e predominantemente um problema estético.

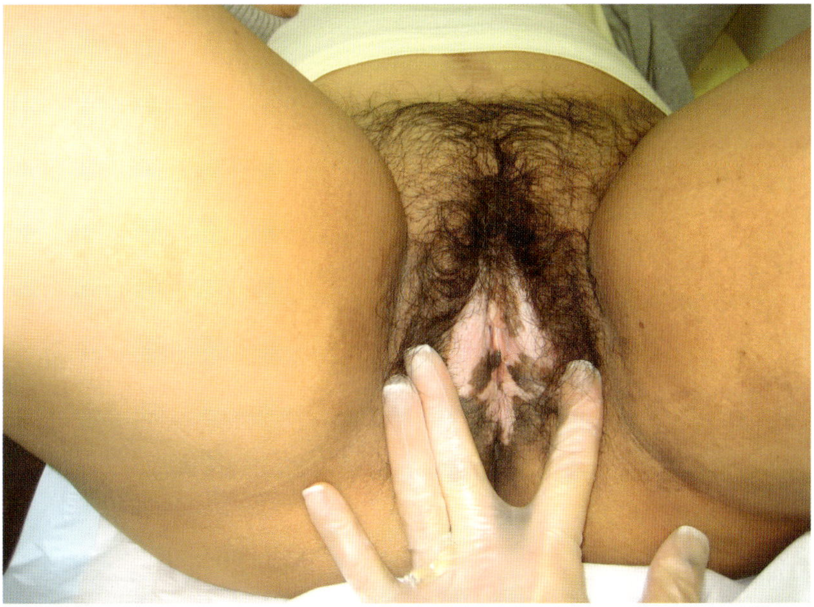

Figura 4.4 Vitiligo.

Apresentação

Os sítios mais comuns de vitiligo são a face, mãos, braços e pernas. No entanto, pode ocorrer em qualquer local. Geralmente se manifesta com lesões múltiplas, mas pode ser localizado em apenas uma área. Neste caso, é denominado "vitiligo segmentar". Também pode estar localizado na vulva.

Vitiligo é inofensivo. Pode ocorrer em associação a outras doenças autoimunes, particularmente a tireoidite. Na presença de um histórico familiar de doença autoimune ou se a paciente estiver debilitada, exames adicionais para outras doenças autoimunes, particularmente doença da tireoide, devem ser realizados. Entretanto, a maioria das pacientes apresenta bom estado geral de saúde. O vitiligo em áreas expostas ao sol apresenta um risco de queimadura solar grave, pois a pele perdeu a melanina, sua proteção natural ao sol. Obviamente, este não é um problema na área genital.

Vitiligo pode coexistir com o líquen escleroso. Quando o líquen escleroso e o vitiligo são encontrados na vulva, a apresentação clínica pode ser muito confusa.

Investigação

A chave para diferenciar vitiligo vulvar e líquen escleroso vulvar é a ausência de alteração na textura da pele. A luz ultravioleta é uma maneira muito fácil de confirmar o diagnóstico, e um dispositivo portátil pode ser adquirido *on-line* a um baixo custo. Vitiligo é vivamente fluorescente sob a luz ultravioleta. É necessária uma sala escura para esse exame.

Na dúvida, uma biópsia confirmará o diagnóstico de vitiligo. No vitiligo, todos os melanócitos desapareceram e os sinais inflamatórios de líquen escleroso não estão presentes. Portanto, mesmo que o líquen escleroso tenha sido tratado e os sinais inflamatórios clássicos tenham se resolvido, o vitiligo ainda será histologicamente diferente do líquen escleroso.

Controle

O tratamento do vitiligo é difícil. Existem muitos tratamentos, incluindo corticosteroides tópicos potentes, tacrolimo, calcipotriol e psoralenos tópicos (psoralenos são medicamentos que devem ser expostos à luz solar para serem ativados, não sendo, portanto, práticos na vulva). Todos os tratamentos apresentam uma resposta lenta e necessitam de muitos meses para se tornarem eficazes.

Quando o vitiligo ocorre na área genital, em geral o tratamento não é necessário e as pacientes geralmente ficam felizes em saber que a condição é inofensiva. Os tratamentos disponíveis são, provavelmente, irritantes e o uso prolongado de corticosteroides tópicos potentes na pele vulvar não afetada pelo líquen escleroso resultará em atrofia e dermatite periorificial.

Quando o vitiligo e o líquen escleroso ocorrem juntos na vulva, o tratamento com corticosteroide do líquen escleroso pode resultar em repigmentação do vitiligo. No entanto, na ausência de líquen escleroso, corticosteroides tópicos potentes não devem ser usados no vitiligo vulvar.

Hipopigmentação Pós-Inflamatória

Qualquer dermatose inflamatória pode resultar em perda da pigmentação da pele. Isto é observado com maior frequência em não caucasianos e em caucasianos com pele bronzeada. É comumente observada no períneo após procedimentos obstétricos ou cirúrgicos.

Apresentação

Na pigmentação pós-inflamatória, as bordas são mal definidas e geralmente há alguma alteração da textura causada pela dermatose subjacente.

Ao contrário do vitiligo, não há uma perda completa de melanócitos e, portanto, a aparência é de atenuação da cor. A área afetada se apresenta com uma coloração mais pálida do que a pele adjacente.

As dermatoses que ocorrem na vulva e que resultam na perda de pigmento incluem psoríase, qualquer forma de dermatite e líquen escleroso.

Quando ocorre a perda da pigmentação deste tipo nos casos de tratamento de líquen escleroso, pode ficar difícil definir quando reduzir o tratamento. Durante o tratamento do líquen escleroso, a chave é observar com cuidado as alterações da textura (espessamento, atrofia, enrugamento). Em algumas pacientes, pode demorar muitos meses até que a cor normal retorne e, em outras, nunca volta ao normal.

Anamnese

A paciente relata história de dermatose prévia na mesma área, com sintomas de prurido.

Controle

Hipopigmentação pós-inflamatória é inofensiva e não requer tratamento. Geralmente se resolve espontaneamente quando a dermatose subjacente é tratada.

Neoplasia Intraepitelial Vulvar Escamosa

A neoplasia vulvar é rara. A neoplasia intraepitelial vulvar (VIN) é a forma mais comum de neoplasia vulvar (Figura 4.5), sendo primariamente observada em pacientes com líquen escleroso ou associada à infecção pelo papilomavírus humano (HPV) oncogênico, geralmente pelos genótipos HPV-16 e HPV-18, que estão associados ao câncer do colo do útero.

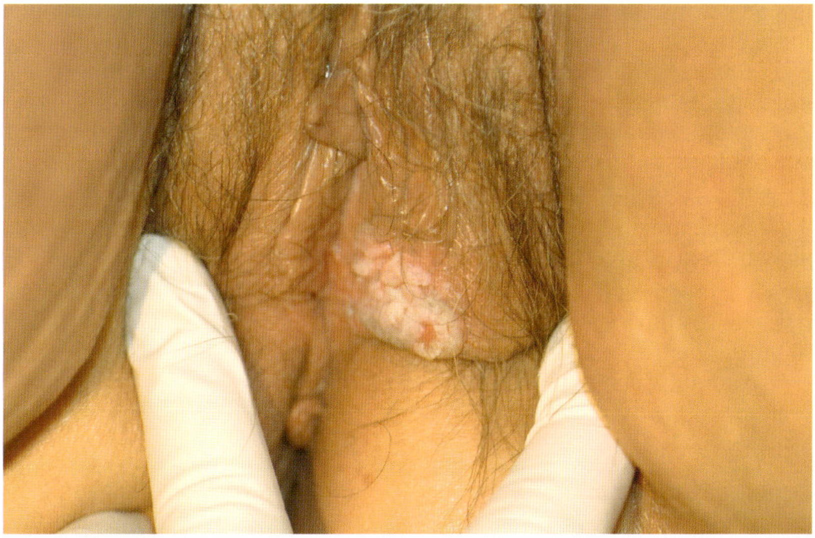

Figura 4.5 Neoplasia intraepitelial vulvar.

Outros cânceres cutâneos, como carcinoma de células basais, doença de Paget extramamária e melanoma também podem ocorrer na vulva, mas esses são ainda mais incomuns do que a VIN e não têm aparência branca, pois raramente são hiperqueratóticos. A exceção é a doença de Paget extramamária (que pode ser observada, em qualquer caso, como um subgrupo não escamoso da VIN), que classicamente é vermelha, mas pode ter um elemento branco de aparência similar ao "açúcar de confeiteiro".

Apesar do seu nome, a VIN não é histopatologicamente diferente do carcinoma de células escamosas *in situ* (ou mais comumente, doença de Bowen) que ocorre na pele não genital exposta ao sol. A neoplasia não ultrapassa a membrana basal, o que significa que uma doença invasiva ainda não ocorreu.

Na pele não genital, a doença *in situ* é a precursora de doença invasiva. Em relação à vulva, não está definido se a VIN escamosa é a precursora do carcinoma invasivo de células escamosas vulvar e, portanto, os oncologistas ginecológicos não consideram a VIN uma doença maligna verdadeira.

Os dermatologistas podem discordar dessa abordagem, pois a doença de Bowen pode evoluir, em raros casos, para carcinoma invasivo de células escamosas na pele exposta ao sol e a área genital é considerada como sendo parte da pele.

Apresentação

O aspecto da VIN pode ser bem diferente da doença de Bowen. A última geralmente se apresenta com manchas vermelhas, similares a um eczema. O aspecto da VIN é altamente variável. A doença de Bowen na pele exposta ao sol tem um prognóstico excelente e geralmente é tratada com facilidade pela variedade de procedimentos minimamente invasivos. Em contraste, a VIN tem um prognóstico mais reservado e uma tendência a recorrer após o tipo de tratamento que seria mais do que adequado para a doença de Bowen. Esta possibilidade está relacionada com diferentes carcinógenos envolvidos. Na pele exposta ao sol, este é a luz ultravioleta, enquanto na área genital é o HPV oncogênico ou o líquen escleroso.

A VIN pode-se apresentar com manchas vermelhas ou brancas espessadas na mucosa, placas hiperpigmentadas, lesões verrucosas, ou úlceras ou erosões persistentes. A distribuição pode ser única ou multifocal, e quase sempre é assimétrica. Qualquer parte da vulva pode ser afetada, bem como a pele perianal e o ânus. A menos que nódulos verdadeiros estejam presentes, geralmente é muito difícil diferenciar clinicamente a VIN do carcinoma invasivo de células escamosas. Somente uma biópsia fará essa diferenciação.

Ao contrário da doença de Bowen na pele extragenital, que geralmente é assintomática, a VIN e o carcinoma de células escamosas vulvar podem ser pruriginosos, particularmente quando observados em um contexto de líquen escleroso.

Aproximadamente metade das pacientes é assintomática no diagnóstico, mas a maioria das pacientes sintomáticas relata prurido. Na ocorrência de ulceração, a VIN é dolorosa e pode sangrar. A doença de Paget extramamária é caracteristicamente pruriginosa e com frequência é confundida com dermatite.

Terminologia da VIN

A compreensão da VIN ficou confusa em razão do emprego do sistema de classificação de patologia cervical que foi usado para classificação na patologia vulvar. No passado, um sistema de estadiamento histopatológico de três graus da VIN, chamado de I, II e III, foi proposto com base no sistema usado para a neoplasia intraepitelial cervical (CIN).

Esse sistema não foi útil na descrição da verdadeira biologia da VIN e foi abandonado em favor de uma nova classificação que foi publicada em 2005. Essa última classificação divide a VIN em dois tipos:

- *VIN "usual" (uVIN):* este tipo está associado ao HPV e é dividido em duas subcategorias: verrucosa e basaloide.
- *VIN "diferenciada" (dVIN):* este tipo geralmente é encontrado em associação ao líquen escleroso.

A VIN verrucosa está geralmente associada ao HPV, ocorre em pacientes mais jovens e tem aparência verrucosa multifocal. Apresenta o menor potencial para carcinoma invasivo. A VIN basaloide se apresenta, em geral, como lesão única, bem definida e ocorre em pacientes mais velhas.

A VIN diferenciada ocorre em pacientes mais velhas, geralmente com líquen escleroso e apresenta maior risco de invasão e metástase. Isto pode gerar alguma confusão, pois quando falamos de câncer, o termo diferenciado se refere a risco menor.

Várias denominações foram usadas previamente para descrever as lesões genitais com a mesma aparência histopatológica. Essas denominações incluem a papulose Bowenoide e eritroplasia de Queyrat. Estes nomes são descritores clínicos. Papulose Bowenoide sugere múltiplas pápulas verrucosas castanhas, enquanto a eritroplasia de Queyrat sugere manchas vermelhas brilhantes.

O termo SIL, que significa lesão intraepitelial escamosa, também pode ser encontrado. Este grande número de terminologias indica o quanto este assunto é confuso na literatura médica.

A mensagem final é que, embora exista controvérsia sobre o prognóstico, todos os tipos de VIN apresentam um risco de evolução para câncer invasivo e a idade mais avançada da paciente e a presença de líquen escleroso são os fatores que aumentam a probabilidade. Do ponto de vista clínico, o termo VIN é, provavelmente, o único que precisamos para a maioria das lesões, exceto para melanoma e doença de Paget extramamária.

Epidemiologia

Câncer vulvar ocorre em dois cenários:

1. Mulheres mais jovens com infecção genital pelo HPV oncogênico, geralmente os tipos 16 e 18. Tabagismo ou imunossupressão estão frequentemente associados. Foi demonstrado que a imunização contra o HPV reduz a incidência de carcinoma de colo de útero. Isso também pode se estender para carcinoma vulvar associado ao HPV.
2. Mulheres mais velhas com líquen escleroso hiperqueratótico e, em menor frequência, com líquen plano. Essas mulheres não são fumantes nem possuem doença relacionada com HPV. Elas são, geralmente, mulheres na pós-menopausa.

Existem poucos relatos de VIN antes da terceira década de vida. Embora os dois tipos geralmente ocorram em diferentes faixas etárias, ambos podem ocorrer em qualquer idade.

Qualquer lesão branca que não seja rapidamente responsiva à terapia com corticosteroide tópico potente deve ser biopsiada o mais rápido possível, particularmente em um dos contextos descritos acima.

A doença maligna escamosa multifocal, envolvendo o colo do útero, vagina, vulva e ânus, não é rara e uma inspeção visual minuciosa de todo o trato genital inferior, incluindo um exame de Papanicolaou, é mandatória.

Investigação

Qualquer lesão suspeita de ser VIN, incluindo manchas brancas, úlceras persistentes, lesões verrucosas, manchas vermelhas brilhantes, lesões hemorrágicas, placas e pápulas pigmentadas, deve ser biopsiada imediatamente.

Ao realizar a biópsia, deve-se escolher uma área verrucosa espessa que não respondeu ao tratamento. Biópsias coletadas de áreas de erosões geralmente são inespecíficas. Se o resultado de uma pequena biópsia por punção for inespecífico, encaminhar para um ginecologista para biópsia excisional.

Um exame de Papanicolaou deve ser realizado, especialmente em mulheres mais jovens. Qualquer paciente com líquen escleroso deve ser examinada a cada 6-12 meses à procura de evidência de VIN sobreposta, e qualquer lesão não responsiva deve ser biopsiada imediatamente.

Controle

Está além do escopo deste livro falar em detalhes sobre o controle de câncer vulvar. Diversas modalidades foram descritas, incluindo:

- Cirurgia excisional
- Cirurgia a *laser*
- Terapia fotodinâmica
- Imunomoduladores tópicos, como o imiquimode

O tratamento é difícil em razão da característica multifocal da doença e por causa das complicações cirúrgicas associadas à operação na área genital. A maioria dos estudos relata altos índices de recorrência, independentemente do tipo de cirurgia e do comprometimento ou não das margens cirúrgicas.

Não há evidências de que a remoção da VIN previne a futura ocorrência de carcinoma de células escamosas. Apesar disso, a cirurgia excisional é, atualmente, o padrão-ouro. Alguns especialistas recomendaram uma abordagem conservadora, particularmente com VIN multifocal associada ao HPV, com tratamento apenas sintomático.

Os principais fatores de risco para câncer invasivo são:

- Idade
- Lesão solitária elevada
- Imunossupressão
- Radioterapia prévia sobre o trato genital

Essas pacientes devem sempre ser encaminhadas a um oncologista ginecológico. Mesmo se a paciente optar por terapia medicamentosa, ela deve primeiro ter a oportunidade de discutir todas as opções com um clínico experiente nessa área.

Abreviações

VIN – neoplasia intraepitelial vulvar
HPV – papilomavírus humano
uVIN – VIN "usual"
dVIN – VIN "diferenciada"
CIN – neoplasia intraepitelial cervical
SIL – lesão intraepitelial escamosa

Leituras Sugeridas

Bradford, J. and Fischer, G. (2010). Long-term management of vulval lichen sclerosus in adult women. *Australian and New Zealand Journal of Obstetrics and Gynaecology*, **50**, 148–52.

Bradford, J. and Fischer, G. (2013). Surgical division of labial adhesions in vulvar lichen sclerosus and lichen planus. *Journal of Lower Genital Tract Disease*, **50**, 48–50.

Chi, C. C., Kirtschig, G., Baldo, M., *et al.* (2011). Topical interventions for genital lichen sclerosus. *Cochrane Database of Systematic Reviews* (12), CD008240.

Cooper, S. M., Ali, I., Baldo, M. andWojnarowska, F. (2008). The association of lichen sclerosus and erosive lichen planus of the vulva with autoimmune disease. *Archives of Dermatology*, **144**, 1432–5.

Cooper, S. M., Gao, X-H., Powell, J. J. and Wojnarowska, F. (2004). Does treatment of vulvar lichen sclerosus influence its prognosis? *Archives of Dermatology*, **104**, 702–6.

Dalziel, K. L., Millard, P. R. and Wojnarowska, F. (1991). The treatment of vulval lichen sclerosus with a very potent topical corticosteroid (clobetasol propionate 0.05%) cream. *Br J Dermatol*, **124**, 461–4.

Ellis, E. and Fischer, G. (2015). Prepubertal-onset vulvar lichen sclerosus: the importance of maintenance therapy in long-term outcomes. *Pediatric Dermatology*, **32**, 461–7.

Hengge, U. R., Krause, W., Hofmann, H., *et al.* (2006). Multicentre, phase II trial on the safety and efficacy of topical tacrolimus ointment for the treatment of lichen sclerosus. *British Journal of Dermatology*, **155**, 1021–8.

Jones, R.W., Sadler, L., Grant, S., *et al.* (2004). Clinically identifying women with vulvar lichen sclerosus at increased risk of squamous cell carcinoma: a case control study. *Journal of Reproductive Medicine*, **49**, 808–11.

Lee, A., Bradford, J. and Fischer, G. (2015). Long-term management of vulvar lichen sclerosus. *JAMA Dermatology*, **151**, 1061–7.

Powell, J. andWojnarowska, F. (2001). Childhood vulval lichen sclerosus: an increasingly common problem. *Journal of the American Academy of Dermatology*, **44**, 803–6.

Renaud-Vilmer, C., Cavalier-Balloy, B., Porcher, R. and Dubertret, L. (2004). Vulvar lichen sclerosus. Effect of long-term topical application of a potent steroid on the course of the disease. *Archives of Dermatology*, **140**, 709–12.

Sideri, M., Jones, R.W.,Wilkinson, E. J., *et al.* (2005). Squamous vulvar intraepithelial neoplasia: 2004 modified terminology, ISSVD Vulvar Oncology Subcommittee. *Journal of Reproductive Medicine*, **50**, 807–10.

Sinha, P., Sorinola, O. and Luesley, D. (1999). Lichen sclerosus of the vulva: long term maintenance therapy. *Journal of Reproductive Medicine*, **44**, 621–4.

Smith, S. D. and Fischer, G. O. (2009). Childhood onset vulvar lichen sclerosus does not resolve at puberty: a prospective case series. *Pediatric Dermatology*, **26**, 725–9.

Capítulo 5

Úlceras, Lesões Bolhosas e Lesões Erosivas

As úlceras e lesões erosivas primárias da vulva são incomuns. No entanto, fissuras ou escoriações são complicações que podem, ocasionalmente, ocorrer em qualquer doença dermatológica da vulva.

Algumas condições comuns, como dermatite e psoríase, podem apresentar erosões pelo ato de coçar e a dermatite alérgica de contato geralmente pode causar um edema grave com ocorrência de erupções bolhosas. Algumas condições, que geralmente não são ulcerativas ou bolhosas, podem eventualmente se apresentar com estas variantes. Um bom exemplo é o líquen escleroso (ver Capítulo 4), que pode apresentar uma variante bolhosa. Todos os cânceres de pele podem ulcerar, particularmente quando avançados, e isto também é verdadeiro para o câncer vulvar.

O enfoque deste capítulo está direcionado às condições em que a ulceração ou erosão é uma característica da doença.

Líquen Plano

Líquen plano é uma doença rara (Figuras 5.1 e 5.2). É muito difícil reconhecer na clínica geral e as pacientes geralmente são encaminhadas a um dermatologista antes do estabelecimento de diagnóstico. Apesar de sua raridade, o líquen plano sempre é mencionado em textos sobre doença vulvar. Isto passa a impressão de que seja mais comum do que realmente é.

O líquen plano pode ocorrer em qualquer parte da pele. Além de causar doença vulvar, também pode causar erupções cutâneas pruriginosas, distrofia ungueal, perda capilar e lesões orais ou outras lesões em mucosas. A apresentação clínica é muito variável.

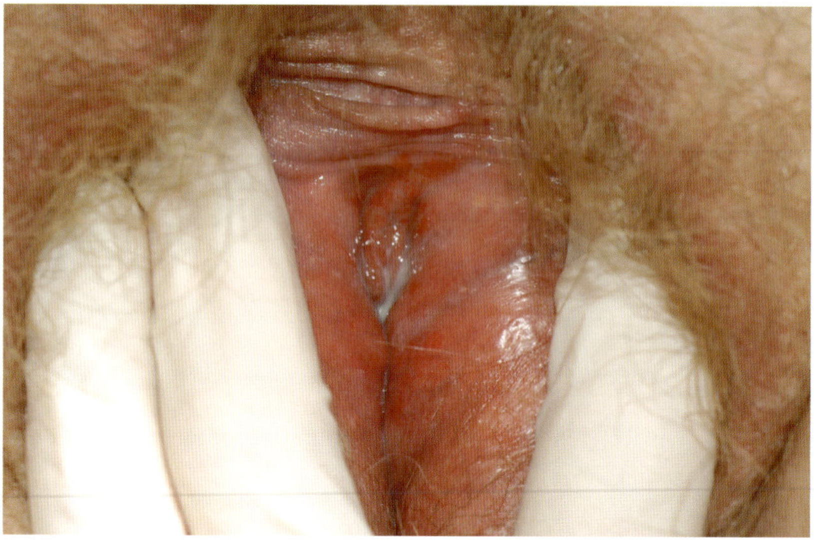

Figura 5.1 Líquen plano vulvovaginal. Note as erosões discretas e o corrimento vaginal abundante.

O tipo mais comum de líquen plano que envolve a vulva e vagina é o líquen plano erosivo, conhecido como líquen plano de mucosas (Figura 5.1). O líquen plano que atinge a área genital também pode afetar a mucosa oral, mas raramente se estende para o esôfago e canal anal.

O tipo de líquen plano cutâneo extragenital pode-se apresentar na vulva com pápulas violáceas pruriginosas e com estrias brancas chamadas estrias de Wickham (Figura 5.2), mas é muito incomum quando comparado com o tipo erosivo de líquen plano.

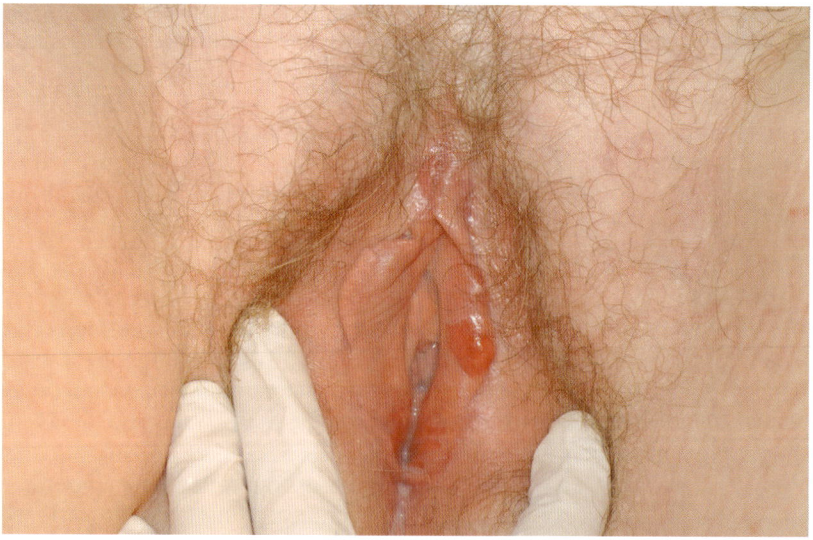

Figura 5.2 Líquen plano vulvar. Note as típicas erosões brilhantes.

É um distúrbio que acomete adultos e muito raro em crianças e adolescentes. O líquen plano vulvar surge com maior frequência em mulheres de meia-idade ou mais velhas.

Apresentação

O líquen plano vulvar atinge, em geral, as mulheres com 50 anos de idade ou mais. No entanto, o líquen plano pode ocorrer em mulheres na segunda ou terceira década de vida, sendo muito grave o seu diagnóstico em pacientes jovens. É excepcionalmente raro em crianças.

Pacientes com líquen plano vulvar geralmente apresentam dor, dispareunia e exsudato vaginal irritativo abundante. O prurido não é uma característica proeminente. A dispareunia geralmente é grave e as pacientes frequentemente desenvolvem apareunia. Se o canal anal estiver envolvido, é característico o sintoma de dor com a defecação.

Quando doença oral está presente, as pacientes apresentam dor e sensibilidade oral, áreas cruentas e gengivite.

Etiologia

A patogênese do líquen plano está associada às células T, mas a natureza exata da doença ainda é desconhecida. Em alguns casos foi relatada uma relação com a infecção pelo vírus da hepatite B ou C e existem relatos descrevendo o desencadeamento do distúrbio pela vacina contra hepatite B.

Artigos mais antigos relatam uma associação casual aos agentes de revelação fotográfica e o líquen plano oral foi relacionado com o uso de amálgama nas restaurações dentárias. No entanto, a maioria dos casos é idiopática.

Exame

Geralmente o exame físico é inespecífico, apresentando alterações que variam desde eritema até ulceração verdadeira. A lesão característica do líquen plano é uma erosão da mucosa que se estende desde o introito até a vagina e pode atingir o colo do útero. Essas lesões se apresentam com eritema brilhante e à observação cuidadosa pode-se notar a perda de epitélio. Placas de cor branco-acinzentada podem ser observadas intercaladas com as áreas de eritema brilhante. Estas são as manifestações clínicas características clássicas, mas estes achados nem sempre estão presentes.

Pode ocorrer a formação de cicatrizes quando o diagnóstico e o tratamento do líquen plano for tardio. O resultado da formação de cicatrizes na vulva leva à perda da arquitetura vulvar com perda e fusão dos pequenos lábios, e completa obliteração do clitóris por formação de aderências do capuz clitoriano. Pode ocorrer a formação recorrente de abscesso em decorrência da formação de sinéquias e cicatrizes, especialmente na região clitoriana. O líquen plano pode envolver a vagina e formação de cicatrizes pode causar oclusão ou estenose, tornando o exame especular impossível.

A erupção geralmente atinge apenas os pequenos lábios, o sulco entre os grandes e pequenos lábios, o introito, o períneo e a vagina. Entretanto, as lesões podem se estender para a área perianal e ânus. Neste caso, a mucosa anal pode apresentar um eritema brilhante e pode ocorrer a formação de cicatrizes e estenose.

O líquen plano é resistente ao tratamento e as pacientes não respondem a corticosteroides tópicos fracos.

Diagnóstico

O aspecto histológico do líquen plano é clássico, caracteriza-se pela presença de infiltrado predominantemente linfocitário, ocultando a junção dermoepidérmica.

Estes achados são encontrados com frequência nas biópsias de mucosa oral e da pele em áreas extragenitais. A obtenção de um espécime adequado para a biópsia de vulva pode ser difícil.

A biópsia vulvar deve ser realizada em uma área não erosada. A biópsia deve envolver as áreas com placas brancas acinzentadas, que são mais representativas para o diagnóstico.

A impressão clínica é muito importante e se a biópsia não confirmar essa suspeita, o estabelecimento de um diagnóstico clínico pode ser necessário.

Controle

Em todos os casos, o tratamento inicial do líquen plano é realizado com corticosteroides tópicos e/ou orais. O líquen plano é uma condição responsiva ao corticosteroide, mas o líquen plano vulvar deve ser tratado com um corticosteroide potente.

As formas mais leves de líquen plano vulvar podem ser controladas apenas com o uso de esteroides tópicos potentes, que devem ser usados diariamente. Em nossa experiência, observamos que algumas pacientes com lesões restritas à área do vestíbulo, em geral pacientes mais velhas, respondem bem à aplicação diária de cortisona de potência moderada, em pomada. Este esquema se mostrou eficaz e sem efeitos colaterais com o uso a longo prazo.

Os casos mais graves de líquen plano geralmente requerem tratamento mais agressivo, incluindo a prednisona oral. Considerando a necessidade do uso de corticosteroides tópicos fortes e de corticosteroides orais, é importante introduzir um agente que possa reduzir a necessidade do uso de esteroide para reduzir o risco dos efeitos colaterais.

Os agentes disponíveis, que podem ser usados nestes casos, incluem:

- Tacrolimo tópico
- Retinoides orais
- Metotrexato oral, semanalmente
- Azatioprina oral
- Micofenolato oral

Os detalhes de como usar esses agentes estão além do escopo deste texto. O encaminhamento a um especialista é recomendado nos casos de líquen plano. Não recomendamos o tratamento de líquen plano vulvovaginal na clínica geral.

Tratamento Cirúrgico

A formação de cicatrizes e de estenose pode exigir uma correção, que deve ser feita somente após estabilização da doença com o tratamento clínico.

Acompanhamento

O líquen plano é uma condição clínica de evolução crônica, que deve ser controlada a longo prazo. O objetivo é induzir a remissão com terapia oral e/ou tópica e ajustar a terapia de manutenção de forma individual, reduzindo para a menor dose possível.

Em nossa experiência, a maioria das pacientes alcança um controle adequado, mas o tratamento em geral é demorado, se estendendo por um ou mais anos. Em alguns casos, as pacientes persistem com dispareunia e alto grau de motivação é necessário.

O líquen plano é um distúrbio grave que afeta de forma significativa a vida das mulheres, que precisam realizar um grande ajuste no estilo de vida, necessitando de medicação diária. Existe risco associado significativo de perda do prazer sexual de outras atividades. O impacto sobre a paciente nunca deve ser subestimado.

Tabela 5.1 Diferenciando líquen escleroso e líquen plano

	Líquen plano	Líquen escleroso
Envolvimento anatômico	Vulva e/ou vagina	Apenas vulva; nunca envolve a vagina
Condição erosiva	Sim, primariamente erosão da superfície mucosa do introito	Não, primariamente; entretanto, pode causar fissuras ou ulcerar como uma complicação da doença
Aspecto	Vermelho e eritematoso, com manchas acinzentadas	Branco; vermelhidão é observada apenas com psoríase sobreposta, candidíase ou dermatite induzida por corticosteroides
Infância	Extremamente raro	Ocorre em crianças
Associação ao câncer vulvar	Casualmente associado ao câncer, mas a associação é controversa	Associação bem documentada
Tratamento	Altamente resistente ao tratamento	Responde rapidamente ao tratamento

Diagnóstico Diferencial

O líquen plano e o líquen escleroso se caracterizam pela formação de cicatrizes que causam alteração da arquitetura vulvar. Todavia, há diferenças importantes (ver Tabela 5.1).

Outros diagnósticos diferenciais incluem:

- Doença do enxerto contra o hospedeiro
- Qualquer doença autoimune bolhosa, mas particularmente o penfigoide das membranas mucosas e o pênfigo bolhoso
- Vulvovaginite inflamatória descamativa
- Erupção medicamentosa da vulva

Estas e outras condições são descritas abaixo.

Doença do Enxerto Contra o Hospedeiro

Esta condição é a que mais se assemelha ao líquen plano vulvar. As pacientes com doença crônica do enxerto contra o hospedeiro podem apresentar envolvimento da mucosa indistinguível do líquen plano. O tratamento é muito similar.

A doença do enxerto contra o hospedeiro ocorre em 20-30% dos receptores de transplante de células-tronco e, na maioria das vezes, apresenta-se com manifestações cutâneas. As manifestações cutâneas da doença crônica do enxerto contra o hospedeiro geralmente ocorrem na boca e as lesões na vagina podem não ser vistas, podendo evoluir para a formação de cicatrizes graves que impossibilitam o intercurso. Pode evoluir de forma assintomática, sendo reconhecida somente quando o intercurso for tentado pela primeira vez. Em geral, isto ocorre muitos meses após o transplante.

Mesmo quando a doença do enxerto contra o hospedeiro vaginal é sintomática, os sintomas são interpretados como queixas menores ou como "afta". É, portanto, essencial que todas as receptoras de transplante de células-tronco sejam examinadas a cada 3-6 meses após o transplante, mesmo quando assintomáticas.

O tratamento destas pacientes deve ser feito por especialistas em conjunto com o hematologista.

Vulvovaginite Inflamatória Descamativa (vulvovaginite crônica não infecciosa)

A vulvovaginite inflamatória descamativa (DIV) (Figura 5.3), também conhecida como vulvovaginite crônica não infecciosa, é uma condição incomum e descrita há relativamente

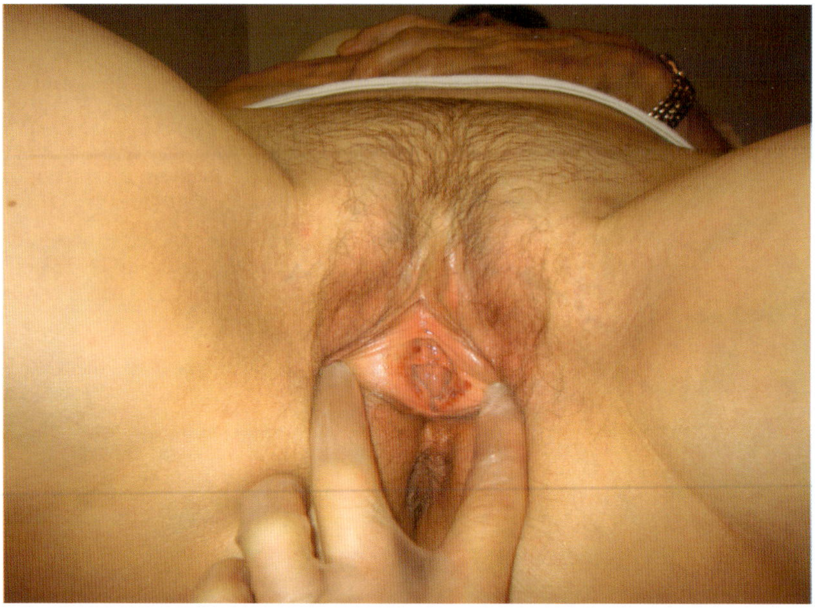

Figura 5.3 Vaginite inflamatória descamativa com erupção petequial típica no introito vaginal.

pouco tempo. Sua etiologia permanece desconhecida e controversa. Muito pouco foi escrito sobre essa condição. A DIV não é uma condição erosiva, mas por ser dolorosa e geralmente confundida com o líquen plano, que pode ser erosivo, será discutida neste capítulo.

Acreditamos que a DIV, a vulvite de Zoon e a vulvite de células plasmáticas representam a mesma entidade patológica. Todos esses nomes criam confusão e seria ideal que um consenso internacional determinasse um termo abrangente.

Na prática, embora muito rara, é mais frequente do que o líquen plano.

A vulvovaginite inflamatória descamativa é, essencialmente, uma vulvovaginite crônica não infecciosa e não erosiva. Assim como o líquen plano, com o qual é frequentemente confundida, a DIV envolve a superfície de membranas mucosas da vagina e dos pequenos lábios. No entanto, se diferencia do líquen plano, pois não se estende além da vagina e dos pequenos lábios, não envolve a pele ou a mucosa oral e não causa formação de cicatrizes.

A vulvovaginite inflamatória descamativa foi descrita pela primeira vez há 50 anos. Mais recentemente, foi caracterizada pelo Professor Jack Sobel, um especialista reconhecido em vaginite, como uma vulvovaginite não infecciosa com apresentação clínica de lesão eritematosa brilhante, com placas petequiais na superfície mucosa dos pequenos lábios (Figura 5.3).

Sobel, originalmente, descreveu perda do equilíbrio da flora vaginal normal, com ausência de lactobacilos e aumento de cocos na citologia vaginal. No entanto, a etiologia desta condição ainda não foi determinada, e estudos envolvendo técnicas mais avançadas, capazes de caracterizar a flora da vagina em pacientes com esta condição, ainda não foram publicados.

Sobel estabeleceu alguns critérios diagnósticos com base em um estudo de série de casos de 51 pacientes. Estes foram:

1. Ausência de infecção, sinéquias ou estenose.
2. Exsudato purulento.
3. Aumento de células parabasais na citologia a fresco.

4. pH vaginal elevado.
5. Coloração de Gram com perda relativa de bacilos Gram-positivos e a presença de cocos Gram-positivos e de leucócitos polimorfonucleares.

A vulvovaginite inflamatória descamativa normalmente não é uma doença de mulheres jovens e nunca foi descrita em uma criança. Em geral ocorre em mulheres acima dos 40 anos de idade.

Apresentação

Os sintomas são dor, dispareunia e corrimento (ocasionalmente sanguinolento). O prurido não é uma característica proeminente e não ocorre a formação de cicatrizes.

A apresentação clínica da vulvovaginite pode variar de um eritema inespecífico opaco ou brilhante até uma apresentação com placas de eritema irregular e petéquias. A presença de um exsudato vaginal esverdeado não fétido é frequente, mas nem sempre ocorre. A erupção cutânea não se manifesta em outras áreas além dos pequenos lábios. Embora, na inspeção primária, a erupção possa parecer erosiva, não ocorrem rupturas do epitélio.

Diagnóstico

O exame microscópico apresenta polimorfonucleares e redução dos lactobacilos, mas estas alterações não são específicas. Os patógenos reconhecidamente associados à vaginite não são encontrados nas culturas de secreção vaginal. O *Streptococcus* do grupo B é um isolado frequente, mas neste contexto não é patogênico. Todos esses achados podem apresentar grande variação.

Algumas publicações, como um estudo de Sobel, descrevem alterações encontradas nos exames de citologia a fresco da secreção vaginal. No entanto, a maioria dos clínicos não dispõe de um microscópio no consultório nem possui o treinamento e tempo para interpretar o exame a fresco.

As características histológicas da DIV foram descritas em poucos estudos. A descrição é de uma resposta inflamatória inespecífica ou de uma dermatite com infiltrado inflamatório misto acentuado, que atinge a junção dermoepidérmica. O padrão é diferente daquele visto no líquen plano. Em geral, a biópsia não está indicada em razão da natureza inespecífica da histopatologia.

Em 2010 publicamos uma série de casos incluindo 101 pacientes com DIV. Observamos que 56% das pacientes relatavam na história clínica alguns fatores desencadeadores, como diarreia crônica ou antibioticoterapia e 54% não apresentaram anormalidades significativas no exame microbiológico. A presença de *Streptococcus* do grupo B foi descrita em publicações anteriores e nós o identificamos em 13% dos casos. Outros fatores relatados na história incluíram a terapia de reposição hormonal e a história de cirurgia ginecológica recente. O exame a fresco microscópico não foi realizado, mas definimos alguns critérios diagnósticos que podem ser úteis no consultório, onde o médico não dispõe de tempo ou treinamento para realizar um exame microscópico. Descrevemos a seguir os critérios utilizados:

- Anamnese: desconforto vulvar, dor não cíclica, dispareunia, prurido e corrimento
- Achados clínicos: placas irregulares não erosivas e ausência de cicatrizes, eritema difuso e petéquias difusas
- Exclusão de outras causas de vaginite crônica
- Exclusão de causas irritantes e fármacos
- Microbiologia: nenhum patógeno isolado na cultura
- Resposta terapêutica: rápida melhora com antibiótico intravaginal (ver a seguir)

A etiologia é desconhecida. Alguns autores acreditam que é uma forma leve de líquen plano. Não concordamos com esta teoria, pois:

- Não ocorre a formação de cicatrizes
- Não é erosivo
- Não envolve a pele externa da vulva
- Responde facilmente ao tratamento, sem necessidade de uso de corticosteroides potentes

Manejo

O tratamento da vulvovaginite inflamatória descamativa geralmente é fácil. Apresenta boa resposta a vários antibióticos intravaginais, incluindo clindamicina, mupirocina e metronidazol. Devemos enfatizar que os antibióticos orais são ineficazes.

A preparação que comumente utilizamos é o creme vaginal de clindamicina 2%. A maioria das pacientes tolera esse medicamento; entretanto, em alguns casos, ocorre alergia ou irritação grave. Nessas pacientes as preparações tópicas à base de metronidazol 0,75% podem ser usadas. Mupirocina 2% é a terceira opção.

O regime de tratamento que empregamos está descrito a seguir:

- 5 g de clindamicina a 2%, em creme, para aplicação diária, durante 4 semanas, mais
- hidrocortisona 1%, em pomada, aplicada externamente 2 vezes ao dia

Em geral, todas as pacientes se tornam assintomáticas e o exame da vulva é normal entre a 2ª e 4ª semanas de tratamento.

Todos os possíveis fatores associados devem ser modificados. Quando a terapia de reposição hormonal estiver implicada, deve ser suspensa. Se necessário, pode ser reiniciada após a conclusão do tratamento. Se houver recorrência, a interrupção permanente da terapia de reposição hormonal será necessária.

O tratamento continuado ou uma terapia de manutenção geralmente é necessária para a DIV. Em nosso estudo, 95% das pacientes apresentaram melhora sintomática e objetiva na revisão inicial. No entanto, 45% de nossas pacientes necessitaram de terapia de manutenção. Nestes casos usamos uma associação de creme antibiótico e hidrocortisona 1% para aplicação externa diária.

O tratamento pode ser descontinuado nas pacientes que apresentam remissão dos sintomas durante 3 meses, mas é preciso alertar sobre a possibilidade de recidiva. A reposta ao tratamento nos casos de recidiva é rápida. No entanto, há um pequeno grupo de mulheres que se apresentam inicialmente com um quadro clínico de DIV e, subsequentemente, têm diagnóstico de líquen plano. Com base nestes casos, concluímos que a DIV pode, ocasionalmente, preceder o líquen plano. Isto pode ter resultado em confusão na literatura, visto que nenhuma das condições pode ser diagnosticada de forma segura pela biópsia.

Ulceração Aftosa e Ulceração Genital Não Sexualmente Adquirida

As úlceras aftosas que ocorrem na mucosa oral são frequentes, facilmente reconhecidas e autolimitadas. As úlceras aftosas que afetam a vulva não são tão conhecidas (Figuras 5.4 e 5.5) e representam uma complicação importante por serem muito dolorosas e pela falha no diagnóstico, o que acarreta consequências desagradáveis para as pacientes. A questão das úlceras genitais não sexualmente adquiridas, tanto o tipo aftoso recorrente como a forma aguda associada a um pródromo febril, recebeu pouca atenção na literatura médica.

Úlceras aftosas são classificadas como menores e maiores, a última sendo também conhecida como aftose complexa. As úlceras aftosas menores são pequenas (2-4 mm), superficiais e se resolvem rapidamente em 7-10 dias. As lesões maiores são grandes, com aproximadamente 10 mm, profundas, intensamente dolorosas e podem ter uma resolução muito lenta, algumas vezes demorando muitos meses.

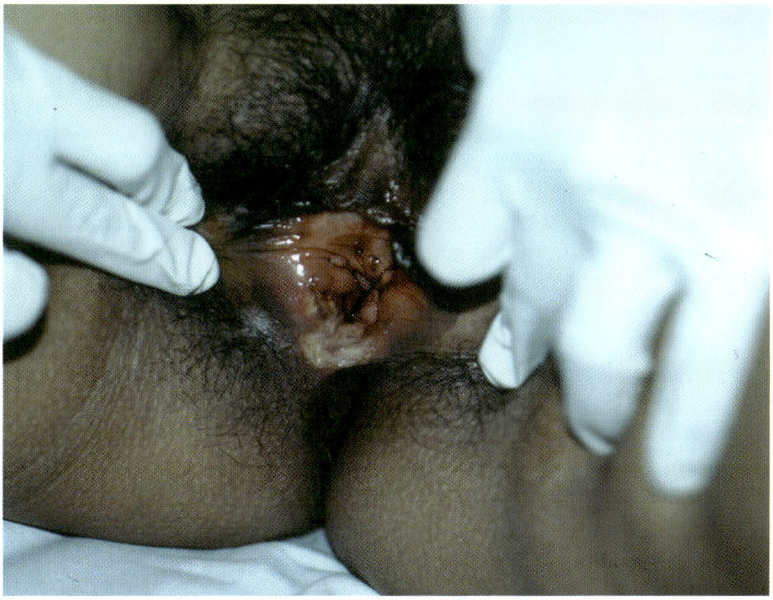

Figura 5.4 Úlcera aftosa maior.

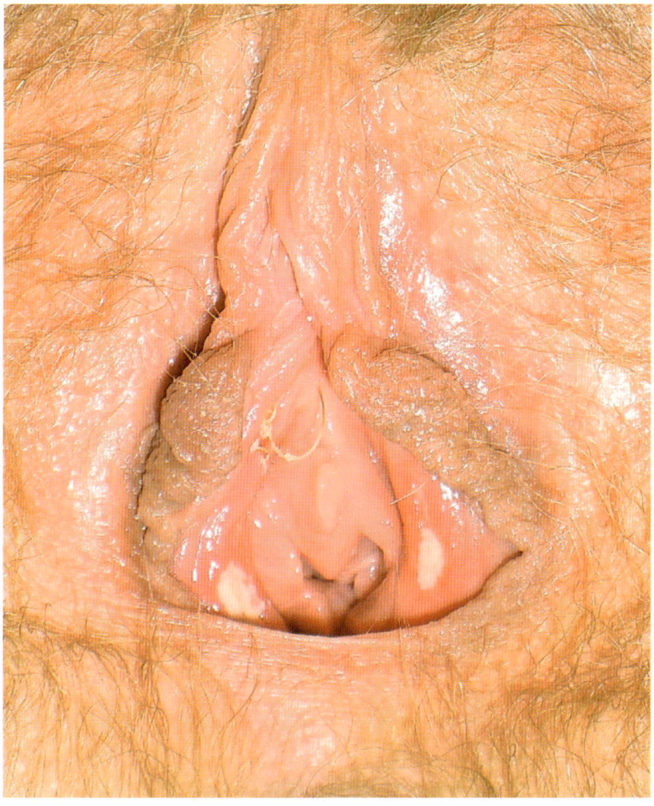

Figura 5.5 Úlceras aftosas exibindo típica base purulenta.

A ulceração aftosa é, por definição, uma doença sem implicações mais graves subjacentes. Diversas deficiências, por exemplo, de ferro e vitaminas do grupo B, foram associadas a esta condição, mas não existe um estudo epidemiológico satisfatório comprovando esta associação. As aftas orais foram associadas à doença celíaca e abandono do tabagismo, mas isto não foi relatado com aftas genitais. Existe uma tendência genética ao desenvolvimento de aftas. A etiologia ainda é desconhecida.

Aftas são encontradas em todas as faixas etárias e, embora sejam menos comuns em crianças do que em adultos, podem ocorrer antes da puberdade. Pacientes com aftas genitais frequentemente têm histórico de aftas orais. Recentemente, a aftose genital recebeu nova nomenclatura, sendo denominada ulceração genital aguda não sexualmente adquirida (NSAGU).

Úlceras aftosas genitais também são encontradas na doença de Behçet e na doença de Crohn (ver a seguir). Em geral, estas pacientes se apresentam com um quadro clínico debilitado e, na maioria dos casos, apresentam sintomatologia complexa. Várias doenças autoinflamatórias muito raras, como a síndrome PFAPA (febre periódica, estomatite aftosa, adenite e faringite), foram recentemente descritas. No entanto, assim como a doença de Behçet, essas doenças são condições complexas, com outras características além de ulceração oral e genital.

Está descrita a ulceração aftosa grave de início súbito associada a pródromo febril, ocorrendo particularmente em adolescentes. Esta condição já recebeu várias denominações, incluindo úlcera de Sutton, úlcera de Lipschütz e úlcera vulvar aguda. Estas úlceras são muito dolorosas, grandes e, ocasionalmente, associadas a edema dos pequenos lábios. Algumas pacientes precisam ser cateterizadas e examinadas com o auxílio de analgesia por óxido nitroso.

Tem sido sugerida a hipótese de que esta forma mais grave da doença seja uma reação a uma enfermidade viral e o vírus Epstein-Barr é o mais frequentemente citado. Entretanto, muitos agentes infecciosos têm sido isolados em associação às crises agudas de aftose. Portanto, a recorrência parece improvável. Esta é uma diferença em relação à aftose idiopática recorrente.

Apresentação

O aparecimento da lesão ou das lesões é súbito e está associado à dor e sensibilidade significativa. Em alguns casos a dor é tão grave que impede a deambulação e a micção. Esta apresentação inicial dramática causa grande temor para a paciente e seus familiares. Em razão de dor grave, essas mulheres buscam um atendimento de urgência, onde diversos exames são solicitados, incluindo testes para diagnóstico de infecções sexualmente transmissíveis e até biópsia sob anestesia geral pode ser indicada. Esta situação pode causar um trauma emocional e uma reação de ressentimento, quando um diagnóstico de aftose ou de ulceração genital não sexualmente transmitida é, finalmente, estabelecido. Esta situação é particularmente grave quando a paciente é uma adolescente não sexualmente ativa.

As úlceras aftosas típicas são arredondadas ou ovais, com uma base purulenta amarelada e uma borda vermelha.

As úlceras podem estar localizadas em qualquer parte da mucosa do introito e podem ser únicas ou múltiplas. Mesmo quando grandes, essas úlceras geralmente se resolvem sem cicatrização.

Nos locais onde as úlceras aftosas são recorrentes, as lesões tendem a ser menores e menos graves e o padrão de recorrência pode variar consideravelmente. Algumas pacientes têm recorrências cíclicas, enquanto outras podem apresentar úlceras constantes durantes meses, com remissões prolongadas entre estes episódios.

Diagnóstico

O aspecto mais importante do manejo é o diagnóstico inicial preciso. Se este puder ser estabelecido com confiança, poderá poupar grande desgaste emocional para a paciente. Não há muitas patologias envolvidas neste diagnóstico diferencial. Embora seja sensato descartar o vírus herpes simples com um *swab* para a realização de PCR para vírus herpes simples, outros exames são desnecessários e traumáticos no estágio agudo.

Os livros didáticos geralmente defendem a investigação de deficiências vitamínicas. Entretanto, nunca constatamos a utilidade desses exames. Quando uma adolescente apresenta aftose associada à febre, os títulos do vírus Epstein-Barr são interessantes e podem explicar a etiologia, mas não ajudam no manejo.

Manejo

No estágio agudo, o principal objetivo é o de aliviar a dor e facilitar a cicatrização das úlceras. Nos casos de aftose menor, geralmente recomendamos:

- Iniciar o uso de corticosteroide tópico muito potente, aplicado a cada 2 horas, no primeiro sinal de dor típica de uma crise.

Para aftose maior, recomendamos o seguinte:

- Prednisona oral, 0,5 mg/kg/dia, em dose matinal única diária até a resolução da dor e cicatrização da úlcera. Depois, suspender gradativamente a prednisona ao longo das 4 semanas seguintes
- Analgesia adequada
- As primeiras micções podem ser feitas após um banho de assento com água aquecida

Para prevenção das crises de recorrência:

- Doxiciclina, 50-100 mg/dia, geralmente é muito eficaz
- Adesivos de nicotina também podem ser úteis

Outros tratamentos preconizados incluem:

- Talidomida
- Colchicina
- Dapsona

Não recomendamos o uso de colchicina, talidomida ou dapsona na clínica geral. Os dermatologistas têm mais experiência no uso desses fármacos.

As pacientes com aftose maior ou recorrente devem ser encaminhadas a um especialista. A aftose recorrente foi associada à doença de Crohn, síndrome de Behçet e duas outras condições raras: a neutropenia cíclica e a síndrome PFAPA. A doença celíaca deve ser investigada nos casos em que existe uma história familiar positiva.

Doença de Crohn da Vulva

A doença de Crohn pode, raramente, envolver outras áreas além do trato gastrointestinal. O diagnóstico de doença de Crohn já é conhecido por muitas pacientes que apresentam vulvite associada à doença (Figura 5.6).

Em alguns casos, o acometimento vulvar pode preceder o início da doença no trato gastrointestinal. Existem relatos de um intervalo de vários anos até o aparecimento de manifestações do trato gastrointestinal e em alguns casos silenciosos o diagnóstico foi feito apenas na colonoscopia.

É importante lembrar que nas pacientes com doença de Crohn e com quadro de vulvite o diagnóstico diferencial da doença extragastrointestinal deve ser feita. Outro aspecto relevante que precisa ser considerado é que a doença do trato gastrointestinal pode estar bem controlada, mas a doença vulvar não.

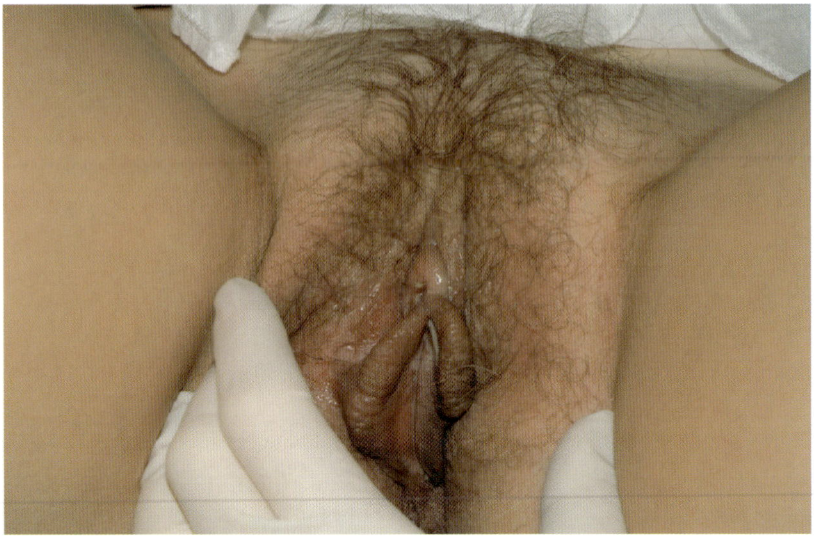

Figura 5.6 Doença de Crohn vulvar. Este exemplo precoce exibe apenas edema labial bilateral.

Apresentação

As características da doença de Crohn na vulva são:

- Ulceração aftosa
- Edema dos grandes lábios, uni ou bilateral
- Fissuras
- Dispareunia
- Lesões com aspecto similar a cortes de faca
- Fístulas
- Placas eritematosas perianais
- Acrocórdones perianais

Diagnóstico

O diagnóstico é estabelecido com a biópsia, que mostra os granulomas característicos encontrados no trato gastrointestinal. Se a paciente não tem o diagnóstico de doença de Crohn prévio, deve ser encaminhada a um gastroenterologista para avaliação.

Manejo

O tratamento da doença de Crohn vulvar é um desafio. Ocorre rápida resposta com o uso de prednisona oral, mas o manejo dever ser mantido a longo prazo, pois em nossa experiência não é possível interromper este tratamento sem recidiva. Em geral, a necessidade de incluir azatioprina ou infliximabe no tratamento. Encaminhamento a um especialista é recomendado.

Doença de Behçet

Doença de Behçet é uma doença multissistêmica encontrada em determinados grupos raciais, particularmente no Oriente Médio, Ásia e Japão. É rara em mulheres fora desses grupos.

Apresentação

O diagnóstico da doença de Behçet é feito com base em alguns critérios, que incluem a presença de úlceras aftosas orais e genitais, uveíte ou vasculite retiniana e uma variedade de lesões cutâneas inflamatórias. Além desses critérios, muitos outros sintomas são relatados, incluindo meningoencefalite, sinovite, miocardite e glomerulonefrite.

A patologia desta condição é uma vasculite.

Diagnóstico

As lesões genitais da doença de Behçet podem ser indistinguíveis da aftose menor ou maior e, para fazer o diagnóstico de doença de Behçet, a paciente deve apresentar outros sinais e sintomas da doença, a doença inflamatória intestinal deve ser descartada e uma biópsia que mostre vasculite é desejável.

A maioria das pacientes com aftose genital não tem doença de Behçet e essa não precisa ser considerada, a menos que outras manifestações estejam presentes.

Manejo

Atualmente, não existe cura para a doença de Behçet. O principal objetivo é tratar e controlar os sintomas de modo que não ocorra o desenvolvimento de complicações. Isto envolve o uso de medicamentos imunossupressores. Se a paciente com úlceras aftosas apresenta sinais de doença sistêmica ou sintomas oculares, deve ser encaminhada a um reumatologista.

Doenças Bolhosas Autoimunes da Vulva

Há duas doenças bolhosas autoimunes que podem envolver a vulva: penfigoide bolhoso, tipos não cicatricial e cicatricial, e pênfigo.

Ambas as condições são muito raras. Na maioria dos casos de pênfigo, existem manifestações do distúrbio em outras regiões do corpo e na mucosa oral. O penfigoide cicatricial é, primariamente, uma doença oral e/ou ocular, mas pode envolver a vulva. No entanto, o penfigoide bolhoso envolve somente a vulva.

Apresentação

A apresentação característica é a presença de lesões erosivas dolorosas e bolhas. É difícil fazer a diferenciação entre elas e entre o líquen plano erosivo sem uma biópsia de pele ou mucosa.

Diagnóstico

Essas lesões entram no diagnóstico diferencial do líquen plano erosivo, pois todos apresentam erosões vulvares. Uma biópsia deve sempre ser submetida à histologia e imunofluorescência, que é o teste diagnóstico.

Manejo

O tratamento frequentemente é desafiador, envolvendo o emprego da prednisona e de medicamentos imunossupressivos. As pacientes devem ser encaminhadas a um dermatologista.

Penfigoide Cicatricial

Esta condição muito rara se apresenta com erosões superficiais dolorosas e recorrentes, que se resolvem muito lentamente e com formação de tecido cicatricial. As erosões geralmente são discretas e pouco numerosas. É uma doença de pacientes mais velhas, normalmente ao redor dos 60 anos de idade.

Esta doença pode envolver a boca e a conjuntiva, onde ocorre um processo cicatricial similar. Na boca, manifesta-se com erosões orais da gengiva, mucosa bucal ou palato. Pode-se estender para o esôfago.

Na área genital, pode ocorrer ulceração da vulva, área perianal e mucosa retal.

O penfigoide cicatricial é uma doença de tratamento muito difícil, geralmente necessitando de altas doses de prednisona e agentes poupadores de esteroides. As pacientes devem ser encaminhadas a um dermatologista.

Penfigoide Bolhoso Vulvar

Penfigoide bolhoso é o mais comum de um grupo de raras dermatoses bolhosas autoimunes. Geralmente ocorre em pacientes idosas, mas já foi relatado em crianças e nestas ocorre apenas na vulva.

Em adultos, o envolvimento vulvar geralmente é parte de doença generalizada, o que facilita seu diagnóstico. O penfigoide bolhoso ocorre de forma localizada e um subtipo específico que ocorre apenas na vulva é bem reconhecido em adultos e crianças.

Apresentação

Apresenta-se com bolhas e erosões, que envolvem a superfície das membranas mucosas, os lábios e pele adjacente. As bolhas são pruriginosas e, quando erodem, são dolorosas.

Diagnóstico

Um diagnóstico pode ser estabelecido pelo exame minucioso da pele. O diagnóstico é confirmado por uma biópsia cutânea de uma bolha, incluindo e pele adjacente. Imunofluorescência é o teste diagnóstico.

Manejo

O penfigoide bolhoso não induz a formação de cicatrizes e responde bem aos corticosteroides orais e tópicos potentes. Geralmente é uma condição autolimitada, que persiste por aproximadamente 2 anos. As pacientes devem ser encaminhadas a um dermatologista.

Pênfigo

Esta doença muito rara geralmente envolve a pele e a mucosa orais, com erosões superficiais dolorosas.

Apresentação

A apresentação inicial geralmente é com doença oral e as erupções bolhosas da pele aparecem a seguir.

Diagnóstico

O diagnóstico requer uma biópsia cutânea e imunofluorescência.

Manejo

A resolução das erosões é muito lenta e, tal como o penfigoide cicatricial, a doença é resistente ao tratamento, necessitando de altas doses de prednisona oral e agentes poupadores de

esteroides. É muito incomum o envolvimento apenas da área genital. As pacientes devem ser encaminhadas a um dermatologista.

Doença de Hailey-Hailey (pênfigo familiar benigno)

A doença de Hailey-Hailey (também conhecida como pênfigo familiar benigno) é um distúrbio raro de herança dominante. O nome pênfigo benigno é um termo errôneo, pois esta condição não é uma doença imunobolhosa. É uma tendência hereditária à pele frágil em determinadas áreas do corpo. Frequentemente envolve as dobras cutâneas, incluindo a área genital.

A maioria das pacientes tem histórico familiar positivo, mas assim como todas as condições genéticas, nem sempre isso está presente.

Apresentação

O aspecto na área genital é de uma erupção eritematosa inespecífica e uma erupção erosada envolvendo os grandes lábios. A ocorrência de uma superinfecção por bactéria ou pelo vírus herpes simples é um problema recorrente em muitas pacientes e o aumento da temperatura local é um fator agravante, pois aumenta a fragilidade epidérmica.

Diagnóstico

A doença de Hailey-Hailey apresenta achados histológicos muito característicos, que estabelecem o diagnóstico. As células epidérmicas apresentam disrupções e isto frequentemente é descrito pelos histologistas como uma "parede de tijolos dilapidada".

Manejo

O tratamento é paliativo, com agentes anti-infecciosos e corticosteroides tópicos para reduzir a inflamação, pois esta é uma doença genética sem cura. É importante manter as áreas acometidas arejadas no verão. Algumas pacientes melhoram com o uso de retinoides sistêmicos. As pacientes devem ser encaminhadas a um dermatologista.

Erupção Medicamentosa Vulvar

Uma erupção medicamentosa é um evento adverso raro associado ao uso de vários medicamentos orais.

Na pele não genital, uma erupção medicamentosa é um evento leve, representando um desconforto e não apresentando risco maior. Entretanto, na vulva, pode ser mais significativo e quase sempre é muito difícil de diagnosticar. O diagnóstico pode não ser reconhecido por muitos anos, causando sofrimento desnecessário.

Uma erupção medicamentosa vulvar *aguda* resulta da ingestão de medicamentos usados intermitentemente.

Uma erupção medicamentosa vulvar *crônica* resulta da ingestão diária e prolongada de medicamentos.

Etiologia

Embora muitos fármacos possam causar uma erupção medicamentosa vulvar, as classes de medicamentos que estão fortemente associadas são as estatinas, os fármacos anti-inflamatórios não esteroidais (NSAIDs), os inibidores da COX-2, a pseudoefedrina e o paracetamol. Estas drogas são medicamentos de venda livre e a paciente pode não lembrar de referir seu uso.

Em geral, as pacientes que usam analgésicos ou descongestionantes nasais ocasionalmente fazem a conexão entre o medicamento e a reação vulvar, mas aquelas que tomam um medicamento diariamente muitas vezes não fazem essa conexão. Algumas pacientes que usam ibuprofeno para dismenorreia geralmente atribuem seus sintomas aos absorventes internos ou externos e não associam a uma possível alergia medicamentosa.

Quando um medicamento é de uso diário, uma reação medicamentosa vulvar pode se tornar uma reação crônica e contínua. Todas as tentativas terapêuticas falham e o único tratamento efetivo é a interrupção do medicamento. Paracetamol é uma causa significativa em pacientes idosas que usam esse medicamento como um analgésico para artrite.

O diagnóstico pode ser suspeito nos casos de vulvite resistente associada e mucosite erosiva.

Apresentação

Nos casos típicos de erupção medicamentosa *não genital aguda*, a erupção cutânea ocorre alguns minutos ou horas após a ingestão da droga. Geralmente se apresenta com uma placa eritematosa que pode ou não formar bolhas. A erupção ocorre sempre no mesmo local, persiste por aproximadamente 2 semanas e geralmente deixa hiperpigmentação pós-inflamatória.

Uma erupção medicamentosa na vulva não se manifesta classicamente da mesma forma que na pele não genital. Com frequência há vulvite eritematosa bilateral, pruriginosa e eczematosa, atingindo os grandes lábios, períneo e área perianal, podendo se estender para a região interna das coxas. Na superfície das membranas mucosas, geralmente causa erosões e, consequentemente, dor. Não causa hiperpigmentação pós-inflamatória, ao contrário da erupção medicamentosa na pele não genital. Estes achados clínicos inespecíficos tornam difícil o diagnóstico da erupção medicamentosa vulvar.

Ao contrário das erupções medicamentosas não genitais agudas, a associação entre o uso de uma medicação diária e o aparecimento de vulvite crônica em geral não leva à suspeita de erupção medicamentosa vulvar crônica.

Diagnóstico

O diagnóstico de uma reação medicamentosa da pele é particularmente difícil de ser realizado por um médico não dermatologista, pois é uma condição rara e relativamente bizarra. Quando ocorre na vulva, o diagnóstico é ainda mais difícil.

Ao contrário da erupção medicamentosa na pele não genital, a histologia na erupção fixa medicamentosa vulvar é inespecífica.

O diagnóstico de erupção medicamentosa vulvar é clínico e pode ser confirmado pela observação de uma rápida melhora que ocorre dentro de 2 semanas após a interrupção da droga envolvida. O diagnóstico definitivo pode ser feito com aplicação de teste de provocação com fármacos.

Manejo

Um histórico dos medicamentos utilizados, incluindo os medicamentos de venda livre, mesmo as vitaminas, é essencial. Na suspeita de erupção medicamentosa vulvar, todos os medicamentos que podem ser interrompidos devem ser suspensos ou substituídos. Melhora pode ser observada em apenas 2-4 semanas.

Deve-se salientar que algumas pacientes apresentam reação a vários fármacos e que a substituição de uma droga por outra pode causar reação similar, por exemplo, as estatinas podem provocar reações cruzadas.

Nos casos de dúvidas sobre qual é o fármaco que induz a reação, a realização de uma prova de provocação pode induzir uma erupção cutânea. Entre as pacientes idosas e mais

esquecidas, isso acontece, com frequência, em associação ao uso de paracetamol. Nestes casos é importante recomendar o uso de uma pulseira de alerta médico.

Outras Erupções Medicamentosas Vulvares Ulcerativas

A menos que o fármaco cause reação medicamentosa, é raro observar ulceração específica da vulva secundária ao uso de um medicamento. Alguns agentes quimioterápicos, como metotrexato e o agente antiviral foscarnet, estão especificamente associados à formação de úlceras genitais.

O anticorpo monoclonal rituximabe anti-CD20, usado para tratamento do linfoma não Hodgkin de células B, foi associado à ulceração genital grave, simulando o pioderma gangrenoso.

Eritema Multiforme (síndrome de Stevens-Johnson) e Necrólise Epidérmica Tóxica

Estas duas condições são frequentemente mencionadas juntas, mas representam situações bastante diferentes.

O eritema multiforme é uma condição benigna da pele e da superfície de membranas mucosas que pode causar morbidade significativa, mas não traz risco de vida. Geralmente é precipitado por infecções causadas pelo vírus herpes simples ou pelo *Mycoplasma pneumoniae*, embora erupções medicamentosas possam, ocasionalmente, produzir um quadro similar. Muito ocasionalmente, pode ocorrer apenas nas membranas mucosas da boca e vagina. Afeta, principalmente, adultos jovens, mas pode ocorrer em crianças e pessoas mais velhas.

A necrólise epidérmica tóxica é uma erupção medicamentosa potencialmente fatal e grave, em que a erosão cutânea está associada à doença sistêmica significativa. É, invariavelmente, uma erupção medicamentosa, classicamente causada por drogas antiepiléticas e sulfas. As superfícies mucosas estão sempre envolvidas, mas a pele externa também pode ser afetada. No entanto, o envolvimento genital é quase sempre negligenciado, pois a paciente está sistemicamente debilitada.

Apresentação

O eritema multiforme apresenta-se com um aparecimento súbito de lesões cutâneas, classicamente descritas como "lesões em alvo" pelo aspecto arredondado a ovoide com clareamento ou bolha central. As superfícies mucosas nem sempre estão envolvidas, ou, inversamente, podem ser a única parte do corpo envolvida, mas quando estão envolvidas, a apresentação é de erosões dolorosas.

O evento precipitante, em geral, é uma infecção pelo herpes simples, que pode ter sido subclínica, ou uma infecção por *Mycoplasma*, cuja única manifestação pode ter sido episódios de tosse ou de infecção leve do trato respiratório superior. Quando o eritema multiforme é causado pelo vírus herpes simples, pode haver recorrência do quadro, após cada episódio de infecção pelo herpes labial.

Em geral, o diagnóstico é estabelecido de forma clínica, embora a biópsia mostre aspecto característico. Quando as erosões vulvares estão associadas a um quadro clínico mais amplo, uma biópsia vulvar não é necessária.

O eritema multiforme recorrente da mucosa genital, em geral, se apresenta com lesões erosivas concomitantes na boca. Normalmente manifesta-se com crises intermitentes e recorrentes de ulceração genital e oral simultânea que persistem por cerca de 2-3 semanas. Os olhos também podem estar envolvidos. Nos intervalos entre as crises a paciente não apresenta alterações. Esta é uma diferença em relação ao líquen plano, que tem característica crônica, mas é muito similar durante a fase aguda.

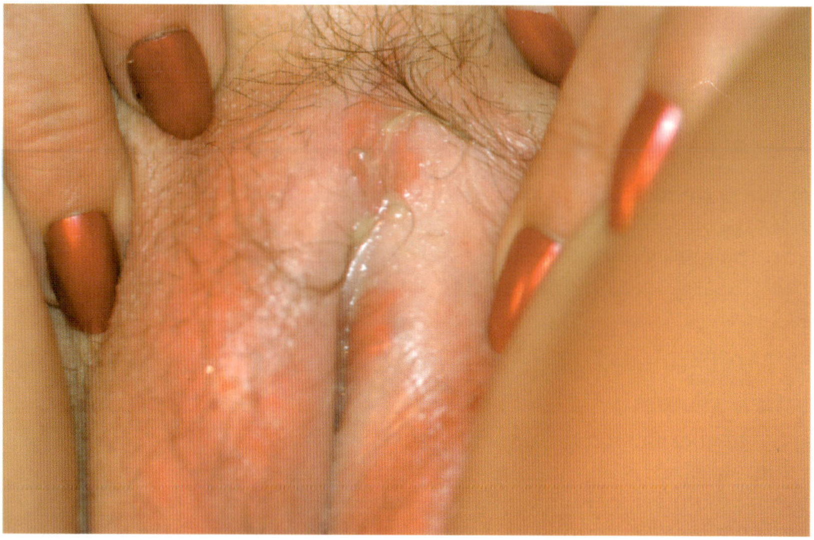

Figura 5.7 Herpes genital agudo.

O diagnóstico clínico com base na apresentação pode ser muito confuso, sendo necessário realizar biópsia para estabelecer o diagnóstico. O aspecto da biópsia é característico.

Manejo

O tratamento dessas condições ainda é controverso, mas a maioria dos especialistas concorda que os corticosteroides são eficazes apenas quando iniciados imediatamente, logo após o início dos sintomas. Eles são pouco eficazes na doença estabelecida.

Necrólise epidérmica tóxica, invariavelmente, requer internação hospitalar, em geral em uma unidade de tratamento intensivo.

É essencial que o diagnóstico e o tratamento da infecção subjacente que pode ter precipitado o eritema multiforme seja feito, mas o tratamento da erupção é apenas de suporte. A coleta de *swabs* para identificar o vírus herpes simples (ver a seguir) e para titulação do *Mycoplasma* devem ser realizados e um antibiótico macrolídeo e um agente antiviral devem ser iniciados. Quaisquer fármacos que podem ter sido responsáveis devem ser suspensos.

Em ambas as condições, a erosão vaginal pode ser grave e seguida por formação de sinéquias, que podem ocluir a vagina. Durante a fase aguda, está indicada a introdução diária de pessários e corticosteroides intravaginais e durante a evolução do processo podem ser usados dilatadores e esteroides para prevenir a formação de aderências.

Herpes Simples

A infecção pelo vírus herpes simples (HSV tipos 1 e 2) é a condição infecciosa mais comum, causando erosões e ulcerações vulvares (Figura 5.7). O HSV-2 costumava ser responsável pela maioria dos casos de herpes genital, mas isto está mudando em razão da tendência dos jovens em praticar sexo oral.

Ao contrário do herpes labial, geralmente adquirido durante a infância, o HSV da vulva é uma infecção sexualmente transmissível. É, portanto, raramente observada em crianças.

Quando ocorre em crianças nem sempre é uma doença sexualmente adquirida, particularmente quando a criança tem um distúrbio cutâneo subjacente, como eczema. Entretanto, a ocorrência de herpes genital em uma criança sem fatores predisponentes levanta a questão de abuso sexual infantil.

O herpes pode complicar as condições cutâneas vulvares, como líquen plano e líquen escleroso, particularmente durante o tratamento com um corticosteroide tópico potente ou durante episódios de imunossupressão. As pacientes podem nunca ter apresentado um episódio de herpes genital anteriormente.

Apresentação

A primeira manifestação ou a crise primária é sempre a mais grave. Podem ser observadas bolhas dolorosas em qualquer parte da pele e mucosa genital e perianal.

Elas variam em tamanho de aproximadamente 3 a 10 mm e rapidamente sofrem erosão deixando úlceras. As lesões podem se estender até a região interna das coxas e nádegas, e podem ser unilaterais. As lesões podem ser numerosas ou poucas. A linfadenopatia está presente e as pacientes podem apresentar um quadro sistêmico debilitado. A evolução do processo, sem tratamento, geralmente persiste por 2 semanas.

Muitas pacientes sofrem apenas um episódio de infecção pelo herpes genital, mas pode ocorrer recorrência em qualquer estágio da vida com frequência amplamente variável. Em pacientes saudáveis, a causa desta variação é desconhecida. Em pacientes com o vírus da imunodeficiência humana (HIV), a ulceração genital pode ser muito resistente ao tratamento.

Investigação

O diagnóstico de HSV é estabelecido por PCR viral, colhido por *swab* em amostra de uma lesão nova. Esta técnica é muito sensível e diferencia o HSV-1 do HSV-2. A biópsia de uma bolha também pode fazer o diagnóstico de HSV, mas geralmente não é necessária.

A sorologia geralmente não é útil no diagnóstico de herpes genital. Títulos IgG positivos apenas indicam que houve exposição no passado e, portanto, não ajuda a determinar se a lesão atual é causada ou não pelo HSV. Aumento nos títulos de anticorpos anti-HSV-IgM são úteis quando determinado no início, mas não são rotineiramente necessários.

Manejo

O tratamento do herpes genital é feito com agentes antivirais como o aciclovir, o valaciclovir e o fanciclovir. Os dois últimos quase substituíram a aciclovir em razão da facilidade de dosagem. Entretanto, todos são similares em termos de eficácia. Os sintomas e duração das crises agudas são reduzidos por esses medicamentos.

Para o herpes recorrente, todos os agentes antivirais podem ser usados de forma intermitente ou contínua, de acordo com a frequência das crises. Estes medicamentos são bem tolerados, podem ser usados a longo prazo, e apresentam um perfil de segurança excelente.

Um diagnóstico de herpes genital é emocionalmente devastador para a maioria das mulheres, não apenas por saber que é uma doença sexualmente transmissível, mas também pelo prognóstico a longo prazo.

Embora não seja insensato iniciar o tratamento antiviral quando há suspeita de herpes genital, é igualmente importante confirmar ou descartar o diagnóstico. Existem muitas condições erosivas da vulva e nem todas as condições bolhosas representam herpes genital.

Algumas pacientes podem permanecer, sofrendo durante anos por acreditar que têm herpes genital, com base apenas na sorologia positiva ou simplesmente na suspeita clínica que nunca foi confirmada. Isso pode ser psicologicamente perturbador. Em particular, as pacientes com aftose recorrente recebem, muitas vezes, um diagnóstico de herpes genital e observamos pacientes com esta condição sendo tratadas por longos períodos de tempo com antivirais sem melhora e com a falsa impressão de apresentarem uma infecção sexualmente transmissível.

Outras Infecções que Podem Causar Ulceração

Nos países ocidentais, a causa das úlceras vulvares geralmente não é infecciosa. No entanto, as seguintes infecções podem causar ulceração vulvar:

- Sífilis
- Cancroide
- Linfogranuloma venéreo
- Granuloma inguinal
- Leishmaniose
- Amebíase

Com exceção da sífilis, todas essas condições são doenças tropicais e as pacientes apresentam em sua história o relato de que moram ou viajaram para uma área endêmica. As infecções de cancroide, linfogranuloma venéreo e granuloma inguinal, em geral, são sexualmente transmissíveis. Uma descrição detalhada está além do escopo deste livro.

A avaliação inicial de uma úlcera persistente de vulva deve incluir biópsia e, de acordo com este resultado, exames adicionais, incluindo cultura, PCR e sorologia, devem ser encaminhados. Ao enviar a amostra para a histopatologia, deve-se alertar para a possibilidade de infecção crônica. O encaminhamento para um especialista em saúde sexual ou doenças infecciosas é recomendado.

Fissuras Traumáticas

Rupturas e fissuras menores são comuns na vulva, particularmente na posição de 6 horas do introito (Figura 5.8). Em geral são provocadas pelo atrito durante o intercurso ou em atividades esportivas, particularmente ciclismo. Na maioria dos casos, a resolução é rápida.

As fissuras traumáticas recorrentes, frequentes e de resolução lenta podem ocorrer em três situações:

1. Quando existe um distúrbio cutâneo subjacente.
2. Quando há deficiência de estrogênio (menopausa, lactação).
3. Idiopática.

O grupo idiopático é o mais difícil de controlar. Em geral, as fissuras são recorrentes na superfície das membranas mucosas dos pequenos lábios e ocorrem após o intercurso e a sua resolução é lenta. As fissuras, em geral, ocorrem sempre na mesma região. Nestes casos não existe um distúrbio cutâneo subjacente e há deficiência estrogênica. O uso de estrogênio tópico não traz nenhum benefício. Na anamnese é importante investigar todas as atividades que possam causar atrito vulvar excessivo. É possível que o intercurso sexual muito frequente cause lesão cutânea vulvar ou vaginal, mesmo na ausência de doença cutânea. Em alguns casos, essas mulheres devem ser orientadas a diminuir a frequência dos intercursos.

O manejo destas pacientes inclui o uso de testosterona tópica a 2%, em creme de parafina branca. Esta preparação é inicialmente usada todos os dias durante 2 semanas e depois deve ser usada duas vezes por semana, na área onde ocorrem as fissuras. Se o resultado não for satisfatório pode ser necessário realizar a excisão desta área.

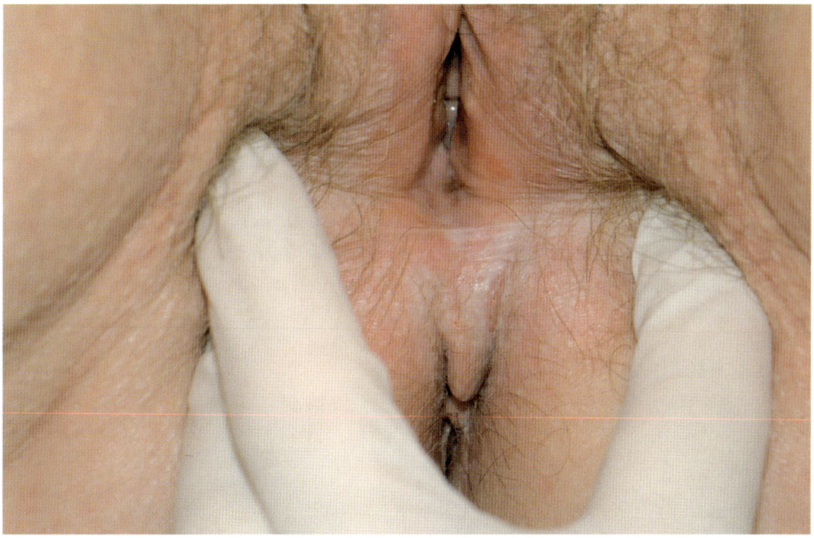

Figura 5.8 Fissuras perineais no líquen escleroso. Estas são visíveis somente com o estiramento gentil da pele.

Conclusão: Abordagem da Paciente com Ulceração ou Erosões Vulvares

A anamnese deve incluir a história sexual e de viagem e a investigação de fatores desencadeadores e de doenças do trato oral ou gastrointestinal.

Um exame minucioso deve ser realizado, incluindo, sempre que possível, um exame especular da vagina. No entanto, algumas vezes este exame pode ser doloroso e difícil de ser feito. Na inspeção, é importante diferenciar as lesões, distinguindo entre uma úlcera, uma erosão e uma fissura. Observar se a erupção se estende para a região externa da vulva e se atinge a vagina acima do introito. Uma coleta com *swab* da porção inferior da vagina deve ser feita para excluir infecções.

É importante lembrar o que é comum e o que é muito raro. Isto facilitará o estabelecimento de um diagnóstico. O algoritmo diagnóstico exibido no Capítulo 8 (ver Figura 8.2) pode auxiliar no diagnóstico.

Abreviações

DIV - vulvovaginite inflamatória descamativa
NSAGU - ulceração genital aguda não sexualmente adquirida
NSAIDs - fármacos anti-inflamatórios não esteroidais
HSV - vírus herpes simples
HIV - vírus da imunodeficiência humana

Leituras Sugeridas

Bradford, J. and Fischer, G. (2010). Desquamative inflammatory vaginitis: differential diagnosis and alternate diagnostic criteria. *Journal of Lower Genital Tract Disease*, **14**, 306–310.

Bradford, J. and Fischer, G. (2013). Management of vulvovaginal lichen planus: a new approach. *Journal of Lower Genital Tract Disease*, **17**, 28–32.

Bradford, J. and Fischer, G. (2013). Surgical division of labial adhesions in vulvar lichen sclerosus and lichen planus. *Journal of Lower Genital Tract Disease*, **17**, 48–50.

Dixit, S., Bradford, J. and Fischer, G. (2012). Management of non-sexually acquired genital ulceration using oral and topical corticosteroids followed by doxycycline prophylaxis. *Journal of the American Academy of Dermatology*, **68**, 797–802.

Farhi, D.,Wending, J., Molinari, E., *et al.* (2009). Non-sexually related acute genital ulcers in 13 pubertal girls. *Archives of Dermatology*, **145** 38–45.

Fischer, G. (2007). Vulvar fixed drug eruption. *Journal of Reproductive Medicine*, **5**, 81–6.

Lehman, J. S., Bruce, A. J.,Wetter, D. A., Ferguson, S. B. and Rogers, R. S. 3rd (2010). Reactive nonsexually related acute genital ulcers: review of cases evaluated at Mayo Clinic. *Journal of the American Academy of Dermatology*, **63**, 44–51.

Newbern, E. C., Foxman, B., Leaman, D. and Sobel, J. D. (2002). Desquamative inflammatory vaginitis: an exploratory case–control study. *Annals of Epidemiology*, **12**, 346–52.

Selva-Nayagam P., Fischer G., Hamann I, Sobel, J. and James, C. (2015). Rituximab causing deep ulcerative suppurative vaginitis/pyoderma gangrenosum. *Current Infectious Disease Reports*, **17**, 478.

Simpson, R.C., Littlewood, S. M.,Cooper, M. E., *et al.* (2012). Real-life experience of managing vulval erosive lichen planus: a case-based review and UK multicenter case note audit. *British Journal of Dermatology*, **167**, 85–91.

Capítulo 6 Vaginite Persistente

A vaginite persistente representa um grande desafio clínico. As mulheres com vaginite crônica apresentam um sofrimento causado não apenas pelos sintomas, mas também pelo medo de que possam estar abrigando uma infecção sexualmente transmissível. Além disso, é muito difícil estabelecer um diagnóstico de certeza quando são excluídas as causas infecciosas comuns, pois os testes disponíveis geralmente não são diagnósticos.

O Que É Vaginite Persistente?

A vaginite é a inflamação do epitélio vaginal, caracterizada por eritema, corrimento ou por outras alterações como erosões. A infecção é a causa mais comum, mas existem etiologias não infecciosas menos frequentes. A vaginite pode ocorrer isoladamente ou pode estar associada a uma dermatose das mucosas dos pequenos lábios, da vulva ou da região perianal. Denomina-se vaginite persistente os casos em que esta inflamação sintomática é recorrente ou resistente ao tratamento inicial.

Em geral, a apresentação da vaginite é aguda, de início súbito e de curta duração. A maioria dos casos é secundária à candidíase ou vaginose bacteriana, que podem ser diagnosticadas por uma coleta vaginal com *swab*, microscopia, cultura e pH. O tratamento é de fácil resolução com curto curso de antifúngicos ou de antibióticos. Na prática, essas pacientes em geral são tratadas empiricamente. Neste capítulo, não falaremos sobre as causas sexualmente transmissíveis ou infecciosas tropicais da vaginite, visto que a primeira é bem abordada em outros textos e a última, normalmente, não é uma característica da prática médica ocidental.

A vaginite persistente é menos comum e, para o clínico, frequentemente intrigante. Para a paciente, pode ser a causa de um enorme sofrimento, ansiedade, sentimento de culpa sexual e até mesmo pode levar a rompimento de relacionamentos. Historicamente, a vaginite persistente apresenta três padrões: crises recorrentes, sintomas persistentes crônicos e sintomas que são crônicos, mas que pioram em determinadas épocas do ciclo menstrual. A principal diferença entre a doença aguda e a crônica é a duração dos sintomas e a rápida recorrência após o tratamento. Uma revisão sistemática demonstrou que, quando analisados individualmente, os sintomas, sinais e testes são fracos indicadores da causa da vaginite.

Tabela 6.1 Diagnóstico diferencial da vaginite persistente

Comum	Incomum	Raro	Muito raro
Candidíase vulvovaginal crônica	Vaginite inflamatória descamativa	Líquen plano	Doença de Crohn
Vaginose bacteriana	Corpo estranho intravaginal (p. ex., retenção de absorvente interno)	Vaginite por hipersensibilidade ao estrogênio	Doença bolhosa autoimune
Dermatite atópica (alérgica ou de contato)	Erupção medicamentosa crônica		Doença do enxerto contra o hospedeiro
Reação de hipersensibilidade tipo 1			

A queixa de Vaginite Persistente Indica Patologia?

Uma paciente com vaginite persistente sintomática provavelmente tem uma etiologia definida. No campo de doença vaginal, a medicina com base em evidências é insuficiente. Não há ensaios de grande porte bem conduzidos e as publicações são estudos observacionais de série de casos, revisões e artigos de opinião de clínicos experientes.

Nossa proposta de diagnóstico diferencial nos casos de vaginite persistente não é longa (Tabela 6.1). A lista é baseada em nossas observações publicadas e está especificada em ordem de prevalência.

Algumas das condições menos comuns que podem não ser familiares aos clínicos gerais incluem as seguintes:

- Candidíase vaginal recorrente e crônica (ver Capítulo 3). A definição de candidíase vulvovaginal recorrente é de quatro episódios por ano. No entanto, em algumas pacientes a candidíase é uma indicação de um processo crônico. Na anamnese, isto pode ficar evidente.
- Vaginose bacteriana recorrente. Em geral é um evento único, mas pode recorrer frequentemente em algumas pacientes.
- Respostas de hipersensibilidade tipo 1. Pode-se manifestar com prurido, ardor e edema, podendo até mesmo ocorrer anafilaxia em decorrência da exposição a camisinhas de látex e líquido seminal.
- Corpo estranho intravaginal, como um absorvente interno retido. A apresentação em geral é de um corrimento abundante e/ou infecção recorrente.
- Erupção medicamentosa crônica (ver Capítulo 5).
- Vaginite inflamatória descamativa (ver Capítulo 5). Esta é uma vaginite incomum, não infecciosa e dolorosa, de etiologia desconhecida, caracterizada por petéquias e/ou placas eritematosas brilhantes.
- Líquen plano (ver Capítulo 5). Esta é uma doença cutânea rara que geralmente envolve a mucosa oral e vaginal, com erosões muito dolorosas que, eventualmente, resultam na formação de tecido cicatricial.
- Vulvovaginite por hipersensibilidade ao estrogênio (ver Capítulo 3). Esta é uma vaginite cíclica rara, com apresentação muito similar à candidíase recorrente, mas não está associada à *Candida*.
- Doença de Crohn (ver Capítulo 5). Esta é uma manifestação rara da vaginite.
- Doença do enxerto contra o hospedeiro (ver Capítulo 5). Esta condição pode-se apresentar com um quadro indistinguível do líquen plano vaginal.
- Doenças imunobolhosas (ver Capítulo 5), particularmente o penfigoide mucoso. Estas condições podem-se apresentar com vaginite, mas são muito raras.

Na maioria das pacientes, a vaginite persistente crônica não é um sinal de enfermidade sistêmica, ou infecciosa. Deve-se notar que, de todas essas condições, apenas a candidíase recorrente e a vaginose bacteriana estão causalmente relacionadas a microrganismos específicos. Com exceção do líquen plano, a doença imunobolhosa e a doença de Crohn, que possuem histopatologia definida, nenhuma pode ser diagnosticada por biópsia.

A etiologia em todos estes distúrbios é muito diferente, e um diagnóstico preciso é essencial para orientar o tratamento racional.

Anamnese

Uma anamnese detalhada e específica é essencial para o estabelecimento de um diagnóstico.

Os sintomas devem ser definidos como segue:

- Prurido, dor e ardor
- Corrimento ou edema
- Dispareunia superficial ou fissura cutânea
- Início súbito ou insidioso
- Duração
- Se contínuo ou recorrente
- Se existe uma relação com o ciclo menstrual

A história de fatores desencadeadores pode ser fundamental para diagnóstico, especialmente nos casos de dermatite de contato, de reação de hipersensibilidade tipo 1, de vaginite inflamatória descamativa e de erupções medicamentosas. A cirurgia vaginal e o uso de antibióticos podem desencadear candidíase e vaginite inflamatória descamativa. A identificação de eventos que exacerbam os sintomas é importante, como, por exemplo, a tendência de exacerbação da candidíase na fase pré-menstrual do ciclo menstrual.

As seguintes questões devem ser especificamente esclarecidas:

- Medicamentos, incluindo os de venda livre e a relação entre seu uso e o início da vaginite
- Camisinhas
- Associação ao contato com o sêmen
- Substâncias de aplicação tópica, como lubrificantes, pessários e uso de dispositivos intrauterinos
- Presença de lesões orais que possam indicar líquen plano
- Resultados prévios de coleta com *swabs*
- Resposta prévia ao tratamento

Avaliação

Existem diversos distúrbios que podem se estender para a região genital, como a candidíase, as erupções medicamentosas e o líquen plano, ou desencadear também dermatose externa reativa, por exemplo, uma vaginite pode desencadear uma psoríase genital reativa em indivíduos predispostos.

O exame externo dos genitais deve seguir uma rotina descrita abaixo:

- Inspecionar os pequenos e grandes lábios avaliando a presença de eritema, edema e descamação, observar se há um eritema mais acentuado no sulco interlabial, o que pode ser um sinal de candidíase crônica. O apagamento dos pequenos lábios e coalização na região do introito pode estar associado ao líquen plano.
- Observar se existem fissuras no introito vaginal, períneo ou região perianal, que podem estar presentes nos casos de candidíase crônica.

- Inspecionar a superfície da mucosa no introito vaginal, observando se há eritema difuso ou lesões petequiais típicas da vaginite inflamatória descamativa.
- Na superfície mucosa, procurar por erosões sugestivas de uma erupção medicamentosa ou de líquen plano erosivo.

No exame especular (quando for possível):

- Observar se os sinais inflamatórios são difusos ou focais. A reação inflamatória focal, especialmente com petéquias, é uma característica mais comum da vaginite inflamatória descamativa ou do líquen plano.
- Observar as características do corrimento. Nos casos de candidíase recorrente ou crônica, a leucorreia pode não ser do tipo "caseoso", tão típico de candidíase aguda. Um corrimento de coloração esverdeada pode indicar processo de vaginite inflamatória descamativa.
- Observar minuciosamente para identificar lesões erosivas, úlceras, sinéquias e estenose.
- Certificar-se de que não há corpos estranhos.

Investigação e Manejo Complementar

A coleta com um *swab* da secreção vaginal para microscopia e cultura e a realização de PCR vaginal ou urinário, quando indicado, é essencial para descartar candidíase, *Trichomonas*, gonorreia, *Chlamydia* e vaginose bacteriana, especialmente se este exame não tiver sido realizado recentemente. Entretanto, se a anamnese e o exame clínico são compatíveis com qualquer uma dessas condições, um *swab* negativo não exclui a realização de um teste terapêutico usando a medicação de acordo com a hipótese clínica. O uso de um microscópio portátil pode ser útil para os clínicos treinados que dispõem do equipamento. A biópsia, nos casos em que há reação inflamatória da mucosa vaginal, pode provocar um sangramento intenso e deve ser realizada somente por clínicos treinados. Não há outros testes confiáveis e válidos para investigação e diagnóstico da vaginite recorrente ou crônica e as tentativas de terapia são, algumas vezes, a única opção.

Após descartar a vaginose bacteriana e outras infecções, é possível, com base na anamnese e exame físico, elencar uma pequena lista de diagnósticos prováveis. Algumas vezes é necessário descartar candidíase vulvovaginal crônica realizando um teste terapêutico com uso de azólicos orais (ver Capítulo 3).

Os casos de dermatite de contato e de hipersensibilidade de tipo 1 são confirmados quando ocorre a resolução do quadro com suspensão do fator desencadeador. Se a paciente apresenta um quadro de lesão erosiva e está usando um fármaco que tem associação reconhecida com erupção medicamentosa vulvar, a suspensão do fármaco deve ser feita de imediato. A rápida resolução do quadro ocorre em até 2 semanas. A realização de um teste de provocação confirmará o diagnóstico em 1 ou 2 dias.

A vaginite inflamatória descamativa se apresenta atingindo apenas os pequenos lábios, não é erosiva, é focal e apresenta, muitas vezes, um eritema petequial. Este é um diagnóstico clínico confirmado por exclusão de outras causas e pela boa resposta à terapia. Pode-se alcançar uma boa resposta clínica com o uso de creme intravaginal de clindamicina a 2%, durante 2 a 4 semanas, associado ao uso externo de hidrocortisona 1%.

A suspeita de líquen plano ou de distúrbio bolhoso imune deve ser considerada nos casos de lesão erosiva que não se resolvem com a suspensão do medicamento associado ou nos casos em que não há um medicamento implicado. Nesta situação recomendamos o encaminhamento a um especialista. Em todos os casos de vaginite resistentes e sem diagnóstico de segurança, é fundamental o referenciamento para o especialista, para que essas mulheres recebam ajuda eficaz e em tempo hábil, evitando sofrimento maior.

Uma biópsia vulvar coletada próximo à borda (não na borda) da erosão está indicada para descartar o diagnóstico de líquen plano. A biópsia é altamente específica, mas não apresenta uma boa sensibilidade. Na presença de forte suspeita de líquen plano, uma biópsia negativa justifica a realização de um teste terapêutico com uso de corticosteroide tópico potente ou um curso curto de prednisona oral na dose de 0,25 mg/kg/dia. Uma resposta adequada geralmente é observada em 4-6 semanas.

Leucorreia Vaginal Persistente sem Outros Sintomas

Esta situação é uma das condições de manejo mais difícil na clínica ginecológica. Em geral, são pacientes jovens que estão muito ansiosas em relação à percepção de um corrimento vaginal que ela considera "anormal" e que lhe causa desconforto. Algumas vezes elas relatam um odor vaginal fétido, que apenas elas percebem ou algumas vezes existe odor provocado pelo uso constante de absorventes vaginais.

O exame e os testes diagnósticos são normais, mas não tranquilizam a paciente. Um questionamento dirigido pode revelar variação cíclica da leucorreia, sem outros sintomas ou sinais de infecção. É importante examinar cuidadosamente a pele e a mucosa da vulva. Uma descamação da superfície epitelial da vulva, que é comumente observada na psoríase, pode simular uma leucorreia vaginal.

Esta situação exige grande experiência clínica para evitar a solicitação exagerada de exames e a prescrição desnecessária de medicamentos e para informar à paciente sobre a condição fisiológica de sua queixa e sobre os aspectos psicológicos que influenciam a percepção dos sintomas.

Leituras Sugeridas

Anderson, M. R., Klink, K., Cohrssen, A. (2004). Evaluation of vaginal complaints. *Journal of the American Medical Association*, **291**, 1368–79.

Andreani, S. M., Ratnasingham, K., Dang, H. H., Gravante, G. and Giordano, P. (2010). Crohn's disease of the vulva. *International Journal of Surgery*, **8**, 2–5.

Donders, G. G., Bellen, G. and Mendling,W. (2010). Management of recurrent vulvo-vaginal candidosis as a chronic illness. *Gynecologic and Obstetric Investigation*, **70**, 306–21.

Drummond, C. and Fischer, G. (2009). Vulval fixed drug eruption due to paracetamol. *Australasian Journal of Dermatology*, **50**, 118–20.

Fidel, P. L. Jr., Barousse, M. and Espinosa, T. (2004). An intravaginal live *Candida* challenge in humans leads to new hypotheses for the immunopathogenesis of vulvovaginal candidiasis. *Infection and Immunity*, **72**, 2939–46.

Fischer, G. (2007). Vulvar fixed drug eruption. *Journal of Reproductive Medicine*, **52**, 81–6.

Fischer, G. and Bradford, J. (2010). Desquamative inflammatory vulvovaginitis: differential diagnosis and alternate diagnostic criteria. *Journal of Lower Genital Tract Disease*, **14**, 306–10.

Fischer, G. O., Aye, B., Frankum, B. and Spurrett, B. (2000). Vulvitis attributed to estrogen hypersensitivity: report of 11 cases. *Journal of Reproductive Medicine*, **45**, 493–7.

Jang, N. and Fischer, G. (2008). Treatment of erosive vulvovaginal lichen planus with methotrexate. *Australasian Journal of Dermatology*, **49**, 216–19.

Lara, L. A., De Andrade, J. M. and Mauad, L. M. (2010). Genital manifestation of graft-vs-host disease: a series of case reports. *Journal of Sexual Medicine*, **7**, 3216–25.

McPherson, T. and Cooper, S. (2010). Vulval lichen sclerosus and lichen planus. *Dermatologic Therapy* **23**, 523–32.

Moraes, P. S. and Taketomi, E. A. (2000). Allergic vulvovaginitis. *Annals of Allergy, Asthma and Immunology*, **85**, 253–65.

Murphy, R. and Edwards, L. (2008). Desquamative inflammatory vaginitis: what is it? *Journal of Reproductive Medicine*, **53**, 124–8.

Oduyebo, O. O. and Anorlu, R. (2009).The effects of antimicrobial therapy on bacterial vaginosis in non-pregnant women. *Cochrane Database of Systematic Reviews*, (**3**), CD006055.

Santegoets, L. A., Helmerhorst, T. J. and van der Meijden,W. I. (2010). A retrospective study of 95 women with a clinical diagnosis of genital lichen planus. *Journal of Lower Genital Tract Disease*, **14**, 323–8.
Shah, A. N., Olah, K. S. and Jackson, R. (2003). Retained foreign bodies in the vagina. *International Journal of Gynecology & Obstetrics*, **81**, 221–2.
Sobel, J. D. (2007). Vulvovaginal candidosis. *Lancet*, **369**, 1961–7.
Sobel, J. D.,Wiesenfeld, H. C. andMartens,M. (2004).Maintenance fluconazole therapy for recurrent vulvovaginal candidiasis. *New England Journal of Medicine*, **351**, 76–83.

Capítulo 7

Tumores Benignos e Malignos

A pele da vulva é similar à pele do resto do corpo. Todas as lesões mais comuns da pele do corpo podem ocorrer na vulva. Algumas são específicas da pele genital feminina e outras não.

Em relação à malignidade, isto também é verdadeiro, muitas lesões malignas da vulva são um câncer de pele. No entanto, o prognóstico do câncer de pele que ocorre na vulva é mais grave do que o mesmo câncer encontrado na pele de outras partes do corpo. A doença de Paget extramamária é uma condição específica da vulva.

Variantes Normais

A anatomia da vulva é bastante complexa e apresenta uma variabilidade grande, que se deve não apenas às diferenças inerentes, mas também às alterações que podem ser causadas por trauma obstétrico, obesidade, prolapso genital e intercurso sexual.

As variantes da normalidade incluem:

- Resquícios da membrana himenal
- Assimetria dos lábios vaginais
- Papilomatose vulvar
- Glândulas sebáceas proeminentes
- Hiperpigmentação

Os resquícios da membrana himenal podem variar de tamanho e aparência e podem causar alguma preocupação. Em alguns casos podem ser confundidos com lesões anormais.

A arquitetura vulvar é quase assimétrica. Esta assimetria pode ser bastante acentuada, como as assimetrias que ocorrem em qualquer parte do corpo.

Avaliamos muitas jovens pacientes preocupadas com o aspecto "anormal" da vulva. Muitas vezes essa preocupação se relaciona com o tamanho ou assimetria dos pequenos lábios. Em geral, estas alterações estão dentro dos limites de normalidade, mas o foco atual da mídia na cirurgia estética vulvar, particularmente na labioplastia, tem incentivado a ansiedade de muitas mulheres.

Raramente uma mulher jovem apresenta hipertrofia unilateral muito grande com necessidade de redução cirúrgica. Todavia, na maioria dos casos, precisamos fazer um grande esforço para convencer a paciente de que a cirurgia não é necessária e que a alteração está dentro de um padrão de normalidade.

Tumores Benignos e Malignos

Os tumores na vulva podem ser classificados em lesões benignas e malignas.

As lesões benignas incluem:

- Verrugas genitais externas
- Molusco contagioso
- Queratose seborreica
- Acrocórdones (fibromas)
- Angioqueratomas
- Siringomas
- Doença de Fox-Fordyce
- Hidradenite supurativa
- Cistos sebáceos
- Pólipos fibrosos
- Hidradenoma papilífero

As lesões malignas incluem:

- Neoplasia intraepitelial vulvar (carcinoma de células escamosas *in situ*)
- Melanoma
- Doença de Paget extramamária
- Carcinoma de células basais

Algumas dessas lesões serão discutidas nas seções seguintes.

Verrugas e Outras Lesões

As lesões benignas podem ser divididas em lesões infecciosas:

- Verrugas genitais externas
- Molusco contagioso e lesões não infecciosas que podem ser confundidas com verrugas genitais externas incluem:

- Queratose seborreica
- Acrocórdones (fibromas)
- Papilomatose vulvar
- Glândulas sebáceas proeminentes
- Doença de Fox-Fordyce
- Siringomas múltiplos
- Neoplasia vulvar benigna (nevo melanocítico, melanose vulvar e nevo epidérmico)
- Linfangiectasia
- Angioqueratomas vulvares

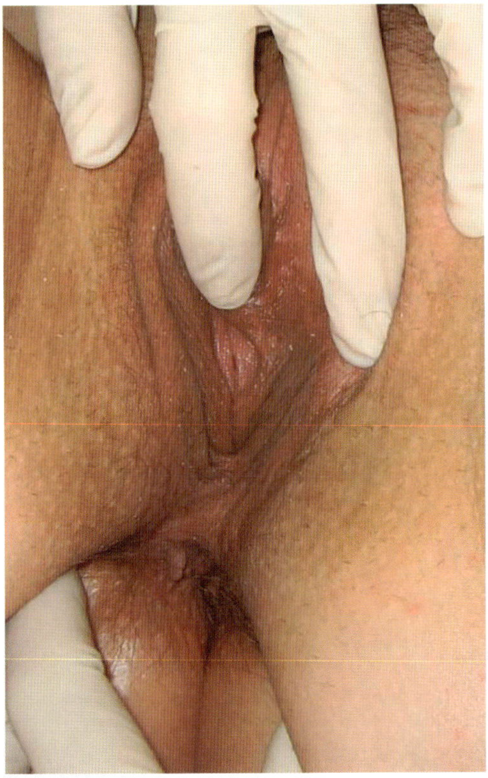

Figura 7.1 Verrugas genitais

Verrugas Genitais Externas

O papilomavírus humano (HPV) é a infecção sexualmente transmissível mais comum e é a causa reconhecida das verrugas anogenitais (Figura 7.1 e 7.2) e da malignidade anogenital. Há mais de 200 genótipos de HPV, mas a maioria das verrugas genitais é causada pelos tipos não oncogênicos 6 e 11. O risco de uma verruga ser potencialmente neoplásica é, portanto, pequeno, mas não nulo.

A prevalência de verrugas genitais na população adulta é de aproximadamente 1-2%, mas um número muito maior de pessoas é portadora do DNA do HPV na genitália externa e no trato genital inferior. Os números variam de 10 a 80% e são altamente dependentes da idade. Como consequência, as pessoas sem uma lesão evidente podem abrigar o vírus latente no epitélio anogenital e transmiti-lo a outras pessoas.

Em pacientes imunocompetentes, a imunidade mediada por células controla a infecção latente e é responsável pela regressão das lesões. Entretanto, em pacientes imunocomprometidos, as lesões associadas ao HPV podem ser persistentes e apresentam uma probabilidade maior de ter infecção pelos tipos de HPV de alto risco, particularmente o HPV-16, e de progressão para neoplasia. Entre estes pacientes estão os transplantados e aqueles com o vírus da imunodeficiência humana (HIV)/AIDS.

Como as Verrugas Genitais São Adquiridas?

Em adultos e adolescentes, as verrugas genitais são consideradas uma infecção sexualmente transmissível, disseminada pelo contato da pele durante o intercurso. O vírus é altamente

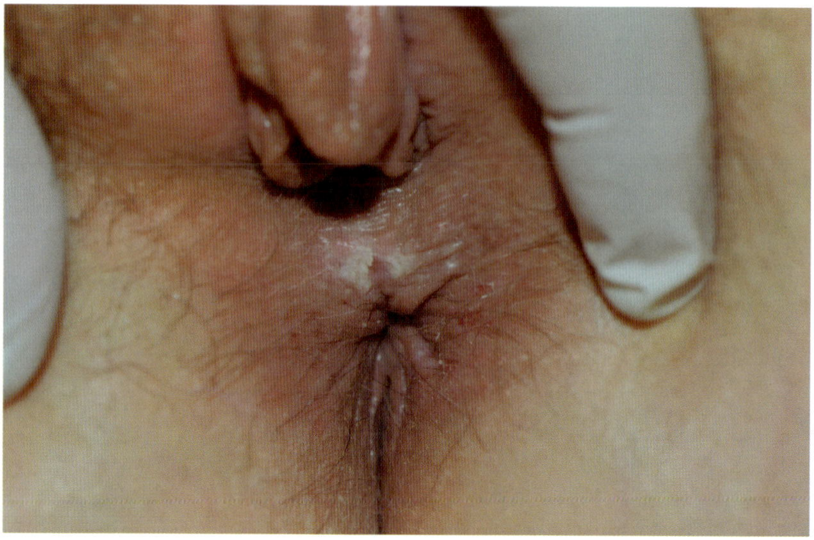

Figura 7.2 Verrugas genitais da região perianal com fissura central.

transmissível, ocorrendo o aparecimento de lesões em até 85% dos parceiros sexuais de pacientes com verrugas, dentro de um período de 6 semanas a 8 meses após o contato. O período de incubação não está bem definido, mas o tempo médio é de 3 meses. Não sabemos também por quanto tempo o DNA do HPV pode persistir na área genital após a infecção, tanto na forma clínica e subclínica. Simplesmente não sabemos se uma paciente que adquiriu o vírus quando jovem pode sofrer uma reativação, apresentando verrugas clínicas muitos anos depois ou se essas verrugas representam uma nova infecção com outro tipo de HPV.

A prevenção com o uso de preservativos não é completa. Isto se deve à distribuição difusa do DNA do HPV em toda região genital, não se limitando apenas à região da pele que recobre o pênis, mesmo na ausência de lesões evidentes.

É importante salientar que as pacientes com verrugas genitais benignas, causadas por genótipos não oncogênicos do HPV, também podem abrigar outros tipos potencialmente oncogênicos. Um diagnóstico de verrugas genitais benignas não exclui a possibilidade de neoplasia em outras partes do trato genital inferior e o monitoramento cuidadoso destas pacientes deve ser feito, principalmente, se as pacientes forem imunodeprimidas.

Em crianças, todavia, a etiologia de infecção sexualmente transmissível é altamente controversa e existem publicações que descrevem diversas outras formas de aquisição de verrugas genitais por crianças pequenas. São descritas a forma de transmissão por autoinoculação, por transmissão inocente por outros membros familiares e transmissão vertical durante o nascimento. Há pouca lógica em um sistema de crença médica que imediatamente atribui verrugas genitais em adultos à transmissão sexual, mas nega isto na criança.

Existe um forte sentimento de negação na comunidade em relação à questão de como as verrugas genitais são adquiridas em crianças, mas é importante destacar que muitos estudos retrospectivos mostram que pelo menos uma em cada cinco mulheres, e um em cada dez homens, podem-se lembrar de abuso sexual na infância, uma estatística grave que deveria nos fazer pensar criticamente sobre o assunto.

Apesar do foco atual da mídia sobre abuso sexual infantil dentro de instituições, o abuso sexual infantil dentro da família é um segredo bem guardado e sua revelação é um evento raro. Considerando as dúvidas descritas na literatura médica em relação à forma de aquisição das verrugas genitais em crianças pequenas, torna-se difícil definir qual a melhor forma de abordar uma criança com verrugas genitais.

Apresentação

As verrugas genitais são lesões elevadas, papilomatosas, muitas vezes pontiagudas e com uma superfície rugosa. Localizam-se, principalmente, na vulva, no introito vaginal e região perianal e podem-se estender até o canal anal. Não é necessária a utilização de colposcopia para visualizar as verrugas genitais. Elas são visíveis a olho nu.

Em geral, as verrugas genitais são assintomáticas, se houver algum traumatismo podem apresentar fissuras e sangramento, causando dor e ansiedade.

A variabilidade de formato e tamanho é muito grande. As lesões verrucosas podem ser pequenas e múltiplas. Pode-se apresentar com aspecto de couve-flor ou em forma de cúpula ou como pápulas de superfície plana. Em geral a coloração é semelhante à da pele, entre rosa e castanho, e a superfície é opaca. A morfologia não está correlacionada com o tipo de HPV. As verrugas podem ser muito grandes e numerosas, principalmente na área perianal. A infecção pelo HPV também pode se apresentar na forma de uma placa perineal com fissuras e dolorosa, podendo ser confundida com uma alteração maligna.

A presença de verrugas genitais não é uma indicação para o uso de ácido acético. O ácido acético causa dor intensa na vulva, particularmente na presença de fissuras, e tem baixa especificidade para a detecção de HPV na pele.

Imunização contra o HPV

A vacina contra o HPV confere proteção contra os tipos de HPV 6, 11, 16 e 18. A vacina engloba os dois genótipos mais comuns de verrugas genitais externas benignas e os dois genótipos mais comuns associados ao câncer do trato genital inferior. Novas vacinas que imunizam contra mais genótipos estarão disponíveis no futuro.

A vacinação tem demonstrado alto nível de proteção contra displasia cervical por pelo menos 3,5 anos após a imunização em adolescentes de 16 a 23 anos, e dados recentes demonstram que também reduziu de forma significativa a incidência de verrugas genitais. Também promete prevenir a maioria dos casos de carcinoma cervical e neoplasia intraepitelial vulvar. Todavia, deve-se sublinhar que esta vacina não cancela a necessidade de vigilância de rotina do câncer de colo do útero.

Diagnóstico Diferencial

Considerando o fato de que o HPV é uma infecção sexualmente transmissível que carrega alto grau de estigma para muitos pacientes, é muito importante fazer a diferenciação entre as verrugas genitais externas e outras lesões similares. Se necessário, pode ser feita biópsia para esclarecer o diagnóstico. Os achados histopatológicos da verruga genital são muito específicos.

Os principais diagnósticos diferenciais são:

- Queratose seborreica (ver a seguir)
- Molusco contagioso (ver a seguir)
- Neoplasia intraepitelial vulvar (ver a seguir)
- Papulose bowenoide, uma variante incomum de verrugas genitais externas. Nesta condição, múltiplas pápulas hiperpigmentadas, em forma de cúpula ou planas, são encontradas na vulva e área perianal. Quando biopsiadas mostram uma neoplasia intraepitelial de alto grau, similar à neoplasia intraepitelial vulvar.

Manejo

O aparecimento de verrugas genitais não significa, necessariamente, a transmissão da infecção por um novo parceiro ou a infidelidade em um relacionamento duradouro. É importante salientar que o aparecimento de verrugas genitais pode indicar reativação de uma infecção latente por HPV.

Não é possível diferenciar entre estas duas situações e o aconselhamento em relação à realização de uma investigação de infecções sexualmente transmissíveis deve ser feito com prudência. A história natural das verrugas genitais sem tratamento é regressão espontânea em 1-2 anos. Mesmo as lesões com atipia histopatológica podem regredir. No entanto, em algumas pacientes, a infecção pelo HPV pode ser bastante persistente.

Verrugas genitais geralmente não são sintomáticas e o tratamento é estético. Muitas vezes as verrugas recorrem após um único curso de tratamento e não existem evidências de qualquer tratamento que possa mudar a história natural ou reduzir a infectividade. Não existe tratamento de primeira linha definitivo. Todos os tratamentos têm como objetivo remover as lesões visíveis, mas isso não garante uma redução da infectividade ou a erradicação do DNA do HPV da pele anogenital. O aparecimento de verrugas genitais é uma oportunidade ideal para organizar os exames ginecológicos de rotina e fornecer orientação sobre práticas de sexo seguro, especialmente para adolescentes. Um exame de Papanicolaou deve sempre ser realizado para descartar uma neoplasia cervical. No entanto, é preciso salientar que a infecção cutânea pelo HPV pode causar uma anormalidade reversível de baixo grau no exame de Papanicolaou.

Não há evidências indicando que o tratamento de verrugas visíveis reduz o risco de desenvolvimento de câncer, ou o risco de transmissão. Portanto, salientamos para nossas pacientes que a observação é uma opção de tratamento apropriada.

Quando as pacientes optam pelo tratamento, é mais efetivo realizar uma sequência de terapia do que uma única aplicação. Em geral, verrugas localizadas em superfícies úmidas e/ou áreas intertriginosas respondem melhor ao tratamento tópico do que as verrugas em superfícies secas.

Tratamentos Que Podem Ser Administrados pela Paciente

Muitas pacientes preferem aplicar o tratamento por elas mesmas. Nesta situação, é muito importante orientar sobre o procedimento de aplicação e garantir que a paciente tenha compreendido todas as explicações, modo de usar e onde aplicar. No caso de efeitos adversos elas devem ser orientadas a procurar auxílio e uma forma de contato deve ficar disponível. Em geral, os efeitos adversos se manifestam com irritação excessiva, edema e erosões superficiais. Em todos os casos, as pacientes devem tomar cuidado para não aplicar as substâncias na pele normal. Todos os tratamentos têm uma taxa de falha e recorrência significativa e, ocasionalmente, uma combinação de tratamento aplicado pela paciente com o tratamento no consultório pode ser mais eficaz do que aplicação isolada de cada.

1. Podofilotoxina, também chamada de podofilox e podofilina, demonstrou ser segura e eficaz. As pacientes podem aplicar a solução de podofilotoxina com um cotonete ou podem usar a podofilotoxina gel, aplicando com um dedo nas verrugas genitais visíveis duas vezes ao dia, durante 3 dias, seguido por 4 dias sem terapia. Após a aplicação, deve-se esperar que até secar e não há necessidade de lavar após. Este ciclo pode ser repetido por um total de quatro vezes. A área total da verruga a ser tratada não deve exceder 10 cm^2, e o volume total da podofilotoxina não deve exceder 0,5 mL por aplicação. A segurança da podofilotoxina durante a gravidez não está estabelecida.
2. Imiquimode creme 5% (Aldara® creme) é um imunopotencializador topicamente ativo que estimula a produção de interferon e outras citocinas. As pacientes devem aplicar o imiquimode creme com um dedo na hora de dormir, três vezes por semana por até

16 semanas. A área de tratamento deve ser lavada com sabão neutro e água 6-10 horas após a aplicação. Esta preparação sempre causa uma resposta inflamatória na pele tratada e alguns cuidados são necessários para evitar inflamação excessiva. Portanto, pode não se apropriado o uso de imiquimode na pele do introito vaginal, especialmente em pacientes predispostas à doença cutânea atópica. Em geral, a regressão das verrugas ocorre no período de 8-10 semanas ou antes. A segurança do imiquimode durante a gravidez não está estabelecida.

3. Pomada de sinecatequina (polifenol E). Esta preparação é aprovada para o uso em verrugas perianais e genitais externas em pacientes com mais de 18 anos de idade. A segurança e uma eficácia razoável estão demonstradas. É aplicada três vezes por dia, deixando uma camada fina sobre as verrugas. Não é necessário retirá-la.
4. Gel de mebutato de ingenol a 0,015% e creme de fluorouracil 5%. Há relatos de casos mostrando a utilidade de ambas as terapias tópicas, no tratamento de queratose actínica e na erradicação de verrugas genitais. Esses tratamentos podem ser indicados nos casos de falha dos outros tratamentos, se a paciente está muito determinada a eliminar as verrugas genitais. Encaminhamento a um dermatologista é aconselhável, visto que os efeitos colaterais incluem irritação grave.

Tratamentos Administrados pelo Médico

1. Crioterapia com nitrogênio líquido. Este método é adequado apenas para lesões pequenas. É importante manter a lesão congelada por 30 segundos, deixar a verruga descongelar e, então, repetir o processo.
2. Remoção cirúrgica por excisão tangencial com tesoura, excisão tangencial por raspagem, curetagem ou eletrocirurgia. A vantagem da remoção cirúrgica de verrugas sobre as outras modalidades terapêuticas é a eliminação das verrugas, geralmente em uma única consulta. Isto é particularmente apropriado nos casos em que as lesões são muito numerosas e estejam interferindo com a função, particularmente na área perineal. Em crianças, um anestésico geral é geralmente necessário.
3. Ablação cirúrgica a laser com um laser de CO_2. Este possui uma aplicação similar ao tratamento cirúrgico; entretanto, a aerolização do DNA do HPV apresenta um risco para o operador, e os clínicos que fazem este tratamento devem usar jalecos e luvas.
4. Cidofovir. Este é um fármaco antiviral, com atividade contra amplo espectro de vírus DNA, incluindo o HPV. A sua eficácia foi demonstrada quando usado topicamente pela paciente na preparação de gel ou creme a 1%, ou aplicado na forma intralesional pelo médico. Este uso é uma indicação não descrita em bula e o custo é considerável. Há um número crescente de evidências mostrando o seu uso para tratamento das verrugas anogenitais em adultos e crianças, e pode ser útil no futuro.

Verrugas Genitais Externas na Gravidez

Verrugas genitais podem-se tornar muito aumentadas em gestantes, mas geralmente regridem após o nascimento do bebê. Muitos especialistas defendem a remoção das verrugas durante a gestação. O HPV-6 e 11 pode causar papilomatose laríngea em recém-nascidos e a via de transmissão (transplacentária, canal do parto ou pós-natal) não é completamente compreendida. O valor preventivo da cesariana é desconhecido, portanto a cesariana não está indicada para prevenir a transmissão de infecção de HPV para o recém-nascido.

Crioterapia é segura na gravidez e os tratamentos tópicos são contraindicados.

Acompanhamento

Após a eliminação das verrugas genitais, as pacientes devem ser advertidas sobre o risco de recidivas, que ocorrem com maior frequência durante os primeiros 3 meses.

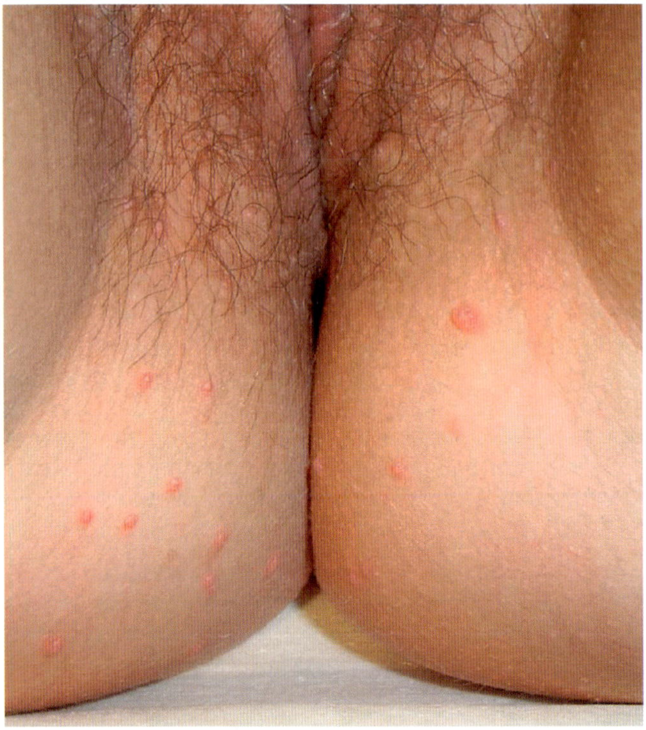

Figura 7.3 Molusco contagioso. Note a umbilicação central típica.

Tratamento dos Parceiros Sexuais

O exame dos parceiros sexuais não é necessário, pois o papel da reinfecção provavelmente é mínimo. Portanto, o tratamento para reduzir a transmissão não é necessário. Visto que o tratamento de verrugas genitais não elimina a colonização pelo HPV, as pacientes devem ser avisadas sobre o risco de recidiva.

Questões Psicológicas

O impacto emocional das verrugas genitais é enorme. Muitas pacientes dizem que se sentem 'sujas', e este é geralmente o motivo pelo qual elas buscam tratamento para uma condição que é assintomática. Para uma mulher em um relacionamento monogâmico, descoberta de verrugas pode causar grande estresse na relação. Por ser desconhecido o período de incubação, é muito difícil ser categórico sobre a forma de aquisição das verrugas, e geralmente não há uma resposta satisfatória. Os casais podem precisar de aconselhamento para compreender o diagnóstico.

Molusco Contagioso

O molusco contagioso (Figura 7.3) é uma infecção viral muito comum em crianças, mas é menos frequente em adultos. Quando ocorre na vulva em adultos em geral é adquirida por contaminação sexual, mas em crianças geralmente é adquirida em piscinas e/ou pelo contato entre irmãos que compartilham o banho. A autoinoculação também é um importante meio de transmissão. Em crianças, o molusco raramente é encontrado de forma isolada na região genital, sem evidência de uma infecção em outras partes da pele.

Há quatro genótipos do vírus do molusco contagioso (MCV), e estudos mostram que o MCV-1 é o tipo encontrado com mais frequência em crianças, enquanto o MCV-2 é encontrado em adultos com infecção sexualmente transmissível.

Apresentação

Após um período de incubação que pode variar de 2 semanas a vários meses, as lesões do molusco contagioso aparecem como pápulas umbilicadas de 2-5 mm, de coloração rosada e superfície perolada. O molusco contagioso gigante pode ocorrer na região genital e, ocasionalmente, pode se infectar. As lesões muito pequenas geralmente não apresentam a típica umbilicação.

O molusco contagioso da área genital geralmente é assintomático, mas pode ocorrer prurido e uma dermatite secundária, particularmente em crianças atópicas. Em pacientes imunossuprimidos, as lesões de molusco contagioso podem ser maiores e mais numerosas, mas em um paciente saudável, uma apresentação mais grave não significa, necessariamente, um sinal de qualquer outra doença. Alguns pacientes são simplesmente mais suscetíveis do que outros.

As lesões do molusco contagioso são autolimitadas, com persistência de 6 meses a 2 anos em pacientes imunocompetentes, mas podem ter um curso prolongado em pacientes imunodeprimidos. Após resolução, a recorrência é pouco provável.

Diagnóstico

O diagnóstico, em geral, é estabelecido clinicamente. Na área genital, pode ocasionalmente ser difícil diferenciar entre pequenas lesões de molusco contagioso sem umbilicação típica e verrugas genitais.

O diagnóstico laboratorial pode ser feito para confirmação, nos casos de incerteza. O material para exame por microscopia pode ser obtido da região da lesão central por pressão, raspagem do molusco com uma cureta pequena ou biópsia. A histopatologia é bastante característica.

Manejo

O tratamento do molusco contagioso perianal e perigenital pode ser difícil em crianças pequenas, mas é muito fácil em adultos. Evitar o uso de banheiras e de piscinas pode reduzir a autoinoculação. O uso de corticosteroides tópicos pode ser útil nos casos de prurido. O uso de imunomoduladores tópicos deve ser evitado, pois existem evidências de disseminação da infecção associada ao emprego de pimecrolimo como o tacrolimo. Aguardar a resolução espontânea pode ser o melhor método de tratamento, se a ansiedade da paciente permitir.

As lesões do molusco contagioso têm um pequeno centro arredondado contendo partículas virais. A remoção ou destruição deste centro promove a remissão rápida do molusco.

As lesões de molusco podem ser destruídas por raspagem delicada com cureta, por compressão e remoção do conteúdo, por punção do conteúdo com agulha ou por crioterapia.

O uso de imiquimode (Aldara®) foi recomendado como tratamento para molusco contagioso. Entretanto, é um medicamento caro, irritante e com um nível de segurança não completamente estabelecido.

Cantaridina é uma substância tópica que causa erupções bolhosas. Pode ser útil no molusco contagioso em crianças. Todavia, o uso na área genital pode provocar um processo irritativo extenso, sendo melhor evitá-lo.

Em adultos, a medida mais apropriada é a remoção mecânica. Em crianças, é mais apropriado aguardar a resolução espontânea e reduzir o risco de autoinoculação com aconselhamento para substituir os banhos de banheira por banhos de chuveiro.

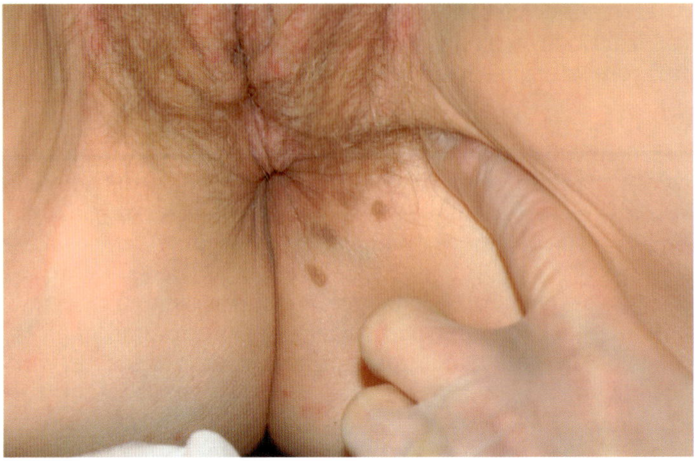

Figura 7.4 Ceratose seborreica.

Queratose Seborreica

Essas lesões cutâneas benignas muito comuns são frequentes em pessoas com mais de 40 anos de idade (Figura 7.4). Podem ser encontradas na pele de qualquer parte do corpo, incluindo a vulva. Essas lesões não ocorrem na vagina.

Apresentação

A ceratose seborreica apresenta uma grande variedade de formatos, tamanhos e cores. Podem ser planas, elevadas ou pedunculadas, e geralmente têm um aspecto muito similar ao das verrugas. A cor varia desde uma cor rósea até o preto. Essas lesões podem, portanto, ser confundidas com melanoma. Tornam-se mais numerosas com a idade.

Geralmente são assintomáticas, mas se forem grandes podem sofrer atrito com a roupa e apresentar sinais inflamatórios irritativos. Essas lesões podem aumentar de tamanho e se tornar mais escuras por ocasião de traumatismos e pelo ato de coçar.

Diagnóstico

O principal significado da queratose seborreica na vulva é a sua semelhança com as verrugas genitais e, ocasionalmente, com a neoplasia intraepitelial vulvar (VIN; também chamada de carcinoma de células escamosas *in situ*). Entretanto, a queratose seborreica é facilmente diferenciada pela biópsia, que apresenta um aspecto histológico típico.

Dermatoscopia é um método que permite o diagnóstico da queratose seborreica, pela visualização do tamponamento folicular clássico. Entretanto, o uso deste método na vulva é constrangedor sem uma preparação que permita uma distância digna entre o médico e a paciente. Isto pode ser alcançado com o uso de um dermatoscópio acoplado a uma câmera.

Controle

O tratamento dessas lesões pode ser realizado com sucesso por:

- Crioterapia
- Curetagem e cautério
- Excisão de lesões grandes

Recidivas podem ocorrer, mas são menos comuns do que com as verrugas genitais externas.

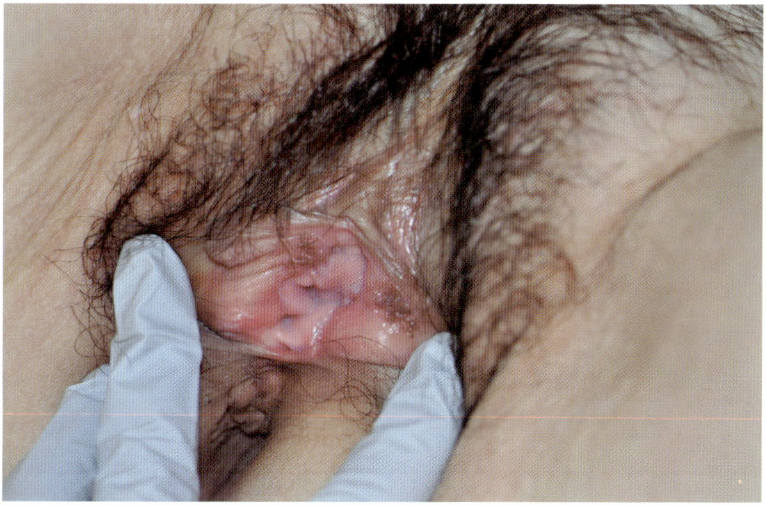

Figura 7.5 Papilomatose vulvar.

Acrocórdones (Fibromas)

Essas lesões benignas são comuns nas regiões de flexão e dobras cutâneas. São frequentemente encontradas nas axilas, pescoço ou pregas inguinais.

Acrocórdones geralmente se formam na meia-idade e podem ocorrer durante a gravidez. O aparecimento de múltiplos acrocórdones em indivíduos jovens é incomum e deve ser feita uma investigação de sinais de esclerose tuberosa, neurofibromatose ou, se a apresentação for perianal, a doença de Crohn também deve ser investigada.

Acrocórdones são lesões pequenas, macias, pediculadas, da mesma cor da pele ou de cor acastanhada. Frequentemente acompanham a queratose seborreica. A base do pedículo raramente é maior do que 1-2 mm.

Manejo

Não há necessidade médica de tratar os acrocórdones, mas muitas pacientes solicitam a remoção em razão do atrito com a roupa.

O tratamento mais fácil é a secção com tesoura na base do pedículo. Nenhum anestésico local é necessário, se o pedículo for pequeno e o procedimento for rápido. A hemostasia pode ser feita por compressão da região.

Diversas técnicas podem ser utilizadas para sua retirada como excisão simples, eletrodissecção.

Papilomatose Vulvar

Esta é uma condição incomum, mas importante, porque pode ser confundida com verrugas genitais. Na verdade, a literatura médica mais antiga sugeria uma associação ao HPV. Isto está incorreto. A papilomatose vulvar é uma variante normal da anatomia vulvar (Figura 7.5).

Apresentação

As pacientes com esta condição apresentam múltiplas papilas pequenas na superfície mucosa dos pequenos lábios no vestíbulo.

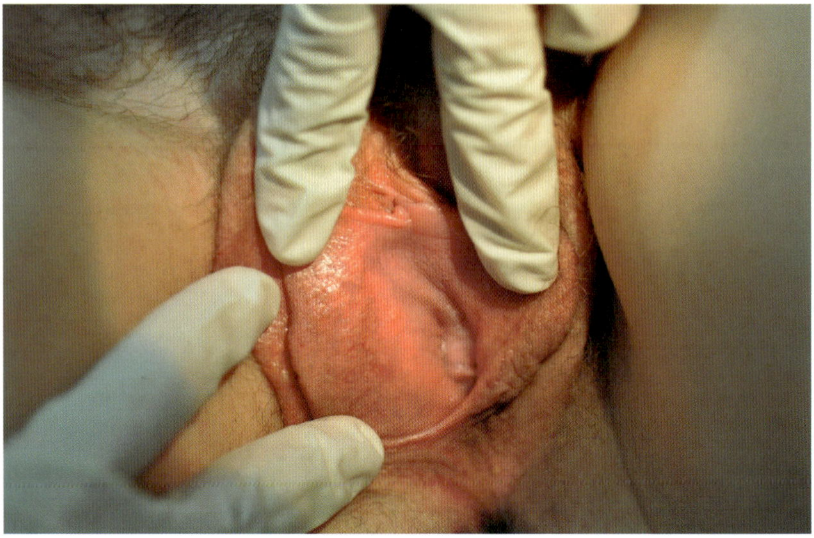

Figura 7.6 Hiperplasia sebácea.

As lesões são assintomáticas. A principal característica que diferencia essas verrugas é a uniformidade das papilas, a cor igual à cor de pele, a superfície lisa e arredondada. As verrugas genitais são lesões opacas, ásperas e de formado geralmente pontiagudo. As lesões da papilomatose vulvar apresentam uma distribuição simétrica.

Estas lesões são análogas às papilas penianas peroladas encontradas em homens.

Diagnóstico

A biópsia pode diferenciar esta condição das verrugas genitais, se houver dúvida.

Glândulas Sebáceas Aumentadas de Tamanho

A superfície interna dos pequenos lábios contém numerosas glândulas sebáceas. Essas glândulas sebáceas são normais e não provocam nenhum sintoma. Em geral, são imperceptíveis, mas em algumas pacientes podem estar aumentadas e mais evidentes do que em outras. Esse aumento é denominado de hiperplasia das glândulas (Figura 7.6). Este termo pode causar confusão, pois esta condição não representa um estado patológico. As glândulas sebáceas hiperplásicas são pápulas pequenas, discretas, ligeiramente amareladas e planas. Para diferenciar de uma anormalidade, é mais apropriado chamá-las de glândulas sebáceas aumentadas.

Muitas pacientes ficam assustadas quando observam essas glândulas aumentadas ao inspecionar seus genitais por outro motivo.

Manejo

Não é necessário qualquer tratamento, basta assegurar a paciente sobre a normalidade destes achados.

Doença de Fox-Fordyce

Esta é uma condição benigna e muito rara, de etiologia desconhecida.

Em geral, as primeiras manifestações ocorrem em jovens, mas existem relatos de casos em crianças.

A patologia desta condição foi descrita como inflamação do folículo piloso, mas a histopatologia é inespecífica.

Apresentação

Caracteriza-se pela apresentação de múltiplas pápulas foliculares de 2-4 mm, pruriginosas. Podem ser encontradas bilateralmente na vulva e na região púbica. Frequentemente, estão localizadas também nas axilas e na região areolar das mamas. Essa condição ocorre nas áreas ricas em glândulas apócrinas e por isso é dito que representam um distúrbio das glândulas apócrinas. Nessas áreas, as glândulas estão interligadas com o folículo piloso e secretam um líquido oleoso, diferente o suor.

Manejo

O tratamento da doença de Fox-Fordyce é difícil. Muitas estratégias e terapias tópicas foram sugeridas, incluindo uso de retinoides tópicos, corticosteroides, antibióticos e remoção cirúrgica da área afetada.

Um relato de caso publicado recentemente mostrou um bom resultado com o uso de pimecrolimo tópico. Em nossas observações verificamos o tacrolimo tópico também mostrou benefício.

Siringomas Múltiplos

O siringoma é um tumor anexial benigno, derivado de glândulas sudoríparas écrinas. Em geral são múltiplos e encontrados comumente abaixo dos olhos.

Apresentação

Existe uma variante do siringoma múltiplo que é encontrada na vulva. Apresenta-se com múltiplas pápulas pequenas e arredondadas, da mesma cor de pele, mas também podem ser castanhas ou violáceas. Pode ser encontrado nos grandes lábios, bilateralmente. Podem ser muito numerosas ou poucas.

Essas lesões geralmente ocorrem na adolescência ou no início da vida adulta. Embora em outros locais do corpo sejam assintomáticas e representam apenas um problema estético, na vulva elas podem ser muito pruriginosas.

Diagnóstico

A histopatologia é característica, demonstrando múltiplos agrupamentos de glândulas écrinas na derme. A biópsia é diagnóstica e pode fazer o diagnóstico diferencial com a doença de Fox-Fordyce.

Manejo

O siringoma múltiplo pruriginoso na vulva pode ser um problema clínico de difícil resolução. A terapia tópica com agentes anti-inflamatórios pode ser ineficaz. O uso de atropina tópica pode reduzir o prurido. Entretanto, o controle definitivo só é alcançado com a remoção cirúrgica da pele afetada.

Neoplasia Vulvar Benigna

Nevos e outras lesões neoplásicas benignas podem ocorrer na pele de qualquer parte do corpo, incluindo a vulva. Estas lesões são divididas em quatro categorias:

- Nevos melanocíticos
- Lesões vasculares de início precoce e tardio
- Nevos epidérmicos
- Tumores benignos adquiridos

Nevos Melanocíticos

Os nevos melanocíticos são bastante comuns na vulva e não diferentes dos nevos melanocíticos que ocorrem na pele em qualquer outra parte do corpo.

Apresentação

Os nevos melanocíticos se apresentam como pápulas pequenas, discretamente elevadas ou pediculadas, de coloração rosada a acastanhada e podem apresentar crescimento de pelos. Geralmente se manifestam desde a infância até cerca de 20 anos.

Os nevos melanocíticos têm uma evolução lenta e regridem com a idade.

Na vulva, os nevos melanocíticos raramente causam morbidade, a menos que sofram atrito com as roupas. As pacientes geralmente ficam preocupadas com o risco de malignidade (ver "Melanoma da vulva" a seguir).

O risco de malignidade do nevo melanocítico é muito pequeno. O risco de malignidade é igualmente muito pequeno para os nevos de qualquer outra parte do corpo, e a remoção preventiva não é necessária. A principal indicação para remoção são os motivos estéticos ou funcionais.

Exame

O exame de um nevo melanocítico vulvar é feito da mesma forma que se faz para examinar essas lesões em outro local do corpo. No entanto, a dermatoscopia vulvar pode ser mais difícil de ser feita, pois é necessária uma grande aproximação. O uso de uma câmera acoplada, que possibilite a fotografia das lesões melanocíticas, é uma solução para este problema, mas o equipamento é caro.

A fotografia e a medição do tamanho da lesão representam uma boa maneira de monitoração. As lesões que apresentam características de benignidade podem ser apenas observadas. Esses aspectos são:

- Cor uniforme
- Borda regular
- Simetria
- Ausência de prurido ou sangramento
- Estabilidade (sempre lembrando que, ao longo de vários anos, esses aspectos podem mudar lentamente)

Nevos Epidérmicos

Em geral, essas lesões são incomuns e ainda mais raras na vulva. Os nevos epidérmicos são hamartomas que geralmente aparecem nos primeiros anos de vida, aumentam por alguns anos, estabilizam e persistem por toda a vida.

Há muitos tipos diferentes de nevos epidérmicos. Na vulva, o tipo usual é o nevo epidérmico queratinocítico ou verrucoso.

Apresentação

A apresentação clínica é de uma pápula queratótica de mesma cor da pele ou acastanhada, que pode estar localizada nos grandes lábios. É unilateral e, frequentemente, linear. As lesões podem se estender até as pregas inguinais e pernas.

Na área perianal, os nevos epidérmicos da vulva podem ter uma aparência verrucosa ou pediculada, podendo sofre atrito com as roupas e no processo de higiene da região. Em alguns casos, o nevo também pode ser muito pruriginoso e irresponsivo a agentes anti-inflamatórios tópicos.

Diagnóstico

Os nevos epidérmicos vulvares, particularmente quando não fazem parte de uma lesão linear maior, frequentemente são confundidos com eczema liquenificado ou com verrugas e, em crianças, isso pode levantar a suspeita de abuso sexual infantil. Uma biópsia pode ser feita para confirmar o diagnóstico e diferenciar de eczema ou de lesões associadas ao HPV.

Manejo

A excisão completa da lesão é o melhor tratamento nos casos sintomáticos. O tratamento sem excisão completa por *laser* ou por raspagem pode ser feito, mas podem ocorrer recidiva e necessidade de repetir o procedimento.

Alguns tratamentos tópicos têm sido indicados, incluindo retinoides e calcipotriol, mas em nossa experiência estas terapias não foram bem-sucedidas.

O melhor método de manejo é a excisão das áreas sintomáticas associada ao aconselhamento e tranquilização sobre as áreas assintomáticas.

Hiperpigmentação Vulvar

A hiperpigmentação vulvar geralmente é observada em pacientes de pele escura e é um achado normal. Similar à melanose vulvar, é assintomática, mas de início mais precoce. A hiperpigmentação vulvar é uma lesão difusa, que envolve a superfície externa dos pequenos lábios, diferente da melanose que se apresenta como máculas irregulares.

Alguns fármacos podem provocar hiperpigmentação da pele de outras regiões do corpo e da vulva. A minociclina é um exemplo clássico. Um histórico dos medicamentos usados pela paciente deve sempre obtido nas pacientes com hiperpigmentação vulvar adquirida.

Melanose Vulvar

Estritamente falando, a melanose vulvar não é uma lesão adquirida, mas sim uma hiperpigmentação adquirida da vulva (Figura 7.7). Esta condição é muito comum, mas raramente ocorre antes da meia-idade.

Apresenta-se com múltiplas máculas bem definidas e irregulares, de coloração castanhas a negras e ocorrem nos pequenos lábios e períneo. Estas lesões não são elevadas. São assintomáticas e podem ser observadas durante o exame para coleta de Papanicolaou ou vistas acidentalmente pela paciente.

A melanose vulvar geralmente causa alguma preocupação, pois entra no diagnóstico diferencial de melanoma vulvar. No entanto, o melanoma geralmente é uma lesão única, ao contrário da melanose vulvar que normalmente é múltipla.

A histopatologia da melanose vulvar revela aumento de melanina na camada basal da epiderme. Não há evidência de malignidade.

Manejo

A biópsia pode ser indicada especialmente nos casos de uma lesão única e para tranquilizar a paciente. Quando o diagnóstico fica definido, nenhum tratamento é necessário.

Acantose *Nigricans*

Acantose *nigricans* (Figura 7.8) é uma condição importante, que deve ser identificada, pois apresenta associações a implicações graves para a saúde da paciente. Essas associações são principalmente endócrinas e incluem obesidade, resistência à insulina, diabetes tipo 2, síndrome do ovário policístico e malignidade.

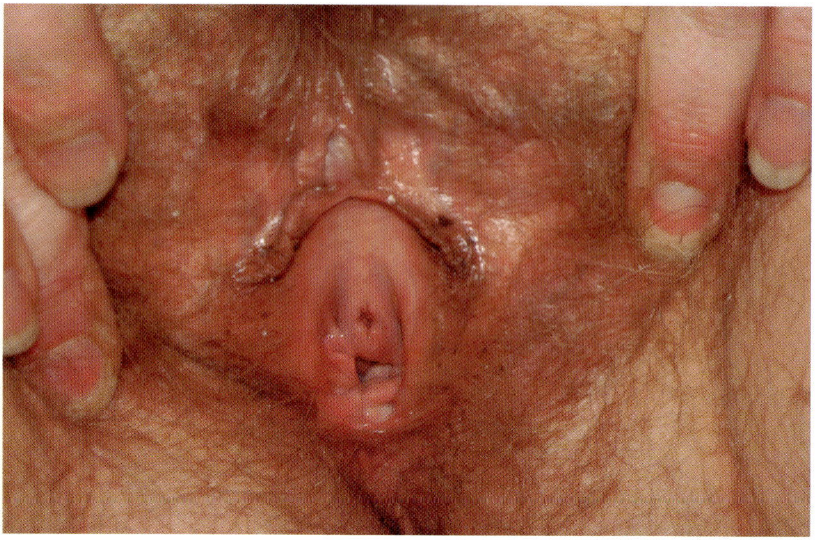

Figura 7.7 Melanose vulvar benigna.

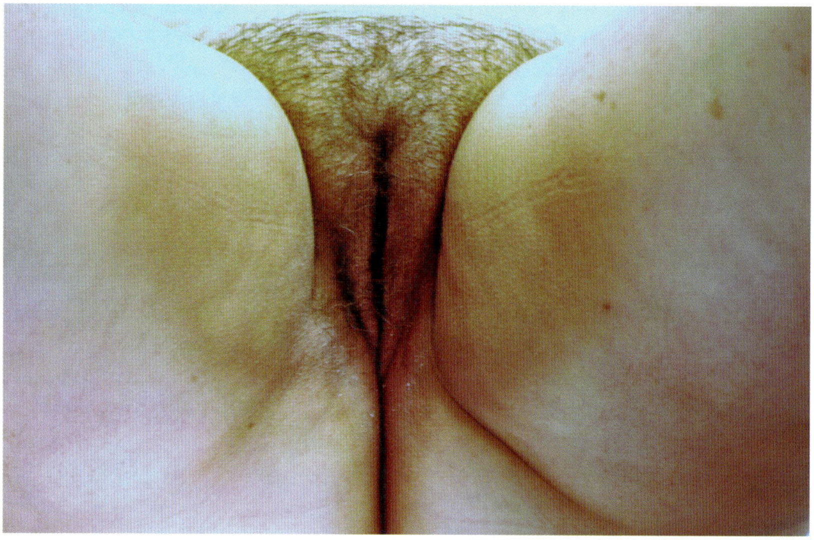

Figura 7.8 Acantose *nigricans*.

Apresentação

A acantose *nigricans* é uma condição cutânea que afeta bilateralmente a região genital e a região interna das coxas, axilas e pescoço. Apresenta um espessamento hiperqueratótico e aveludado da pele associado à hiperpigmentação. Pode estar associada à presença de acrocórdones múltiplos e apresenta uma histopatologia característica, exibindo espessamento da epiderme similar à queratose seborreica.

A diferença entre a condição e a hiperpigmentação vulvar é a presença de hiperqueratose, evidenciada pelo espessamento da superfície cutânea. Raramente é confinada à vulva e, geralmente, envolve as pregas inguinais e a região interna das coxas e a pele de outras partes do corpo.

Manejo

A identificação de achados típicos de acantose *nigricans* exige a realização de um teste de tolerância à glicose e o encaminhamento para um endocrinologista, se necessário. Em pacientes idosas sem uma causa evidente, a investigação de malignidade deve ser realizada.

Doença de Dowling-Degos

Esta é uma condição muito rara, mas está incluída aqui porque faz parte do diagnóstico diferencial de acantose *nigricans*. A doença de Dowling-Degos é uma condição genética herdada de forma autossômica dominante.

Apresentação

Manifesta-se na vida adulta com apresentação de múltiplas efélides nas axilas e virilhas. O pescoço e outras partes da pele também podem estar envolvidos. A pigmentação também pode ser reticulada ou difusa.

A doença de Dowling-Degos tem histopatologia característica que irá diferenciá-la da acantose *nigricans*. Essa diferenciação é importante, pois a doença de Dowling-Degos não está associada a endocrinopatias ou à resistência à insulina.

Manejo

Não existe tratamento eficaz e nenhum tratamento é necessário.

Angioqueratomas Vulvares

Angioqueratomas vulvares (Figura 7.9) são pápulas vasculares da vulva. São muito comuns e benignos.

Apresentação

As pacientes apresentam múltiplas pápulas pequenas nos grandes lábios, cuja coloração varia entre vermelha e púrpura. O início das lesões ocorre a partir da meia-idade. São similares às manchas de Campbell de Morgan, geralmente encontradas no tronco. Elas se tornam mais comuns com o avanço da idade. Quando são de cor púrpura escuro, podem ser confundidas com lesões melanocíticas e pode levar a uma suspeita de melanoma.

Muito ocasionalmente, pode haver sangramento causado por algum traumatismo. Raramente elas podem se tornar muito maiores durante a gravidez.

A histopatologia é de um hemangioma pequeno.

As pacientes podem ficar ansiosas com o sangramento e preocupadas com o risco das lesões. O diagnóstico clínico dos angioqueratomas é fácil e, como a queratose seborreica, possui aspecto dermatoscópico característico.

Manejo

O único procedimento necessário é a tranquilização da paciente, porém, se houver sangramento ou desconforto, as lesões podem ser facilmente removidas com diatermia simples ou crioterapia.

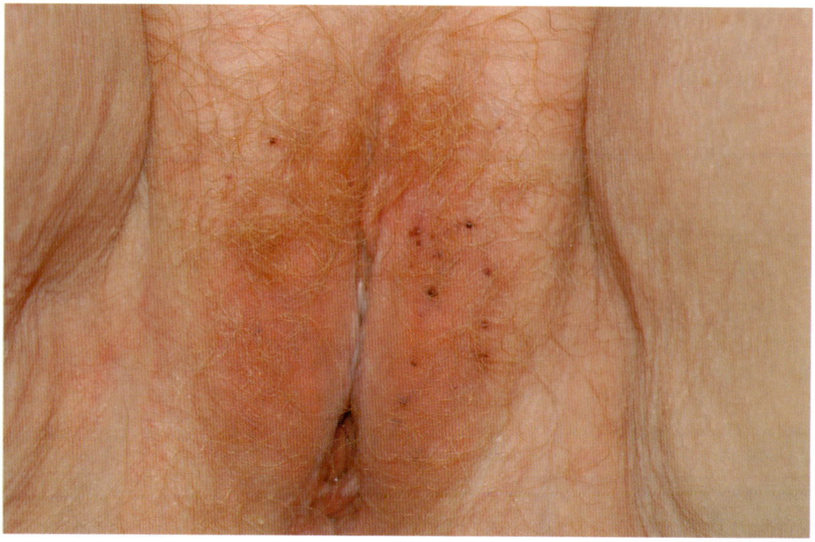

Figura 7.9 Angioqueratomas.

Linfangiectasias Vulvares

Estas lesões geralmente são observadas em pacientes submetidas à dissecção e radioterapia de linfonodos para tratamento de uma malignidade ginecológica, e resultam da fibrose dérmica, que comprime os linfáticos cutâneos. Essas lesões, ocasionalmente, ocorrem como resultado de uma celulite bacteriana crônica ou, raramente, da vulvite de Crohn.

Apresentação

Estas lesões se apresentam na forma de vesículas transparentes, que podem, de tempos em tempos, extravasar fluido linfático. Geralmente um edema firme da área circundante também está associado.

As pacientes com estase linfática têm risco de infecção secundária, particularmente pelo *Streptococcus* do grupo A.

Manejo

Embora nada precise ou possa ser realizado nessas lesões, as pacientes devem ser alertadas para buscar atenção médica imediatamente caso apresentem dor, eritema, edema ou febre. Estes sintomas podem representar uma celulite. Pacientes com linfangiectasia secundária à celulite crônica necessitam de antibioticoterapia prolongada.

Cistos, Furúnculos e Condições que Simulam Estas Lesões

Cistos Sebáceos

Estas lesões benignas são bastante comuns na vulva e, geralmente, são múltiplas e envolvem os grandes lábios bilateralmente (Figura 7.10). Elas aparecem em qualquer idade a partir da adolescência, mas são incomuns em crianças. Essas lesões tornam-se mais numerosas com o tempo. As lesões tendem a ocorrer em regiões de atrito, especialmente em mulheres obesas.

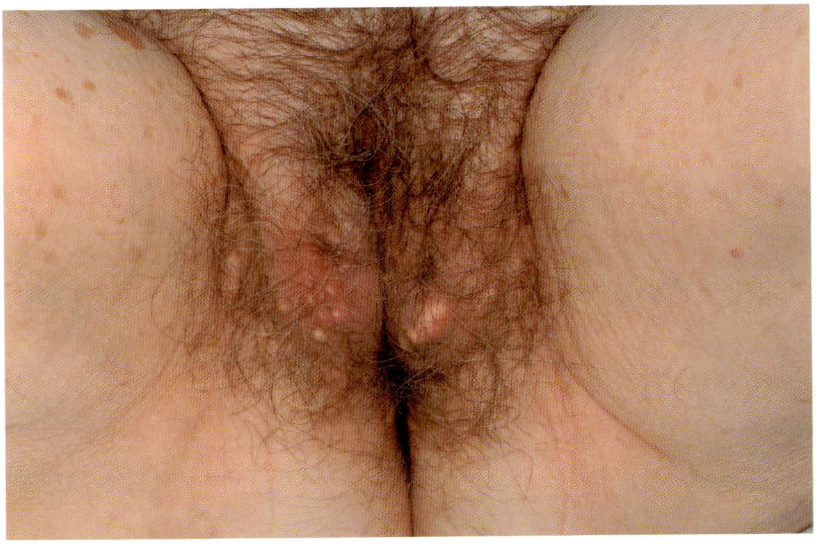

Figura 7.10 Cistos sebáceos.

Geralmente os cistos sebáceos da vulva são um problema meramente estético, mas, ocasionalmente, se tornam inflamados e, até mesmo, secundariamente infectados. Nessas situações, podem romper, extravasando o conteúdo. Esta condição pode complicar se a paciente deliberadamente espremer essas lesões.

Apresentação

Os cistos sebáceos apresentam-se como nódulos dérmicos, com uma coloração amarelada. São ovoides, móveis e bem definidos. O tamanho varia de alguns milímetros até 20 mm.

A histopatologia é característica e mostra um cisto unilocular, localizado na derme, preenchido com queratina. A parede do cisto possui um orifício através do qual pode ser expelido o conteúdo fétido

Manejo

Uma simples incisão para drenagem pode ser feita nos casos em que o cisto se apresenta doloroso e com reação inflamatória. O uso de antibióticos pode ser necessário para lesões infectadas. As pacientes devem aconselhadas para evitar roupas que provoquem atrito nas regiões afetadas e devem ser informadas para espremer essas lesões.

Todavia, existe apenas um tratamento definitivo para cistos sebáceos e este é a excisão. Na vulva, a remoção destas lesões é relativamente mais fácil do que no resto do corpo, pois o tecido conectivo é relativamente frouxo. O cisto geralmente pode ser extraído através de uma pequena incisão realizada sobre a lesão. A excisão só deve ser realizada 3 meses após uma infecção secundária, a fim de minimizar a ocorrência de infecção pós-operatória.

Nosso conselho usual em casos não complicados é não fazer nenhum tratamento, mas algumas pacientes ficam muito preocupadas e querem uma cirurgia. A paciente deve compreender que pode ocorrer a formação de mais cistos e deve ser aconselhada a reduzir o calor, suor e atrito nesta área.

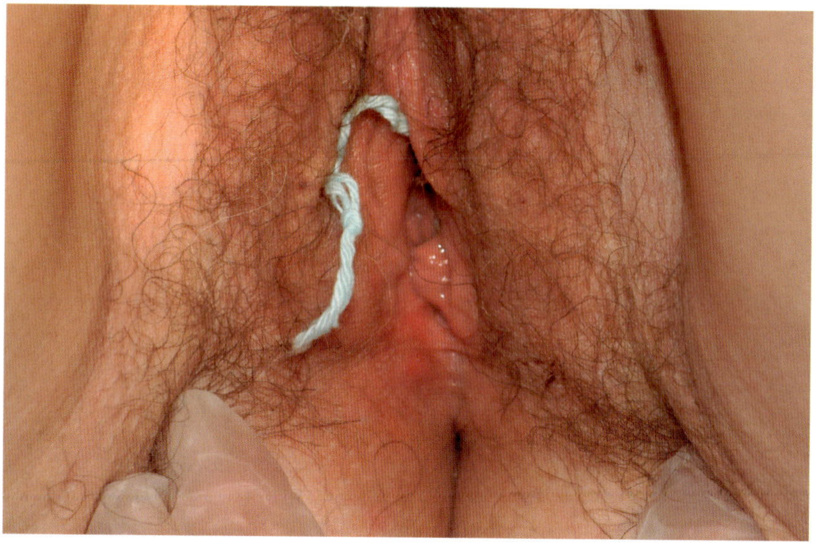

Figura 7.11 Furúnculo.

Foliculite e Furúnculos

Foliculite é uma infecção superficial dos folículos pilosos, causada pelo *Staphylococcus aureus*. Furúnculos são simplesmente uma forma de foliculite mais profunda e extensa (Figura 7.11).

A vulva é propensa à infecção dos folículos pilosos, pois:

- É uma área pilosa
- É um sítio comum para colonização estafilocócica crônica
- Remoção de pelos púbicos e inguinais com cera ou gilete produz microabrasões na pele, que facilmente infectam
- A maceração e o calor da pele vulvar aumentam a probabilidade de ruptura do folículo piloso em decorrência do suor excessivo

Apresentação

A foliculite se apresenta com múltiplas pústulas superficiais pruriginosas. Os furúnculos são maiores e mais profundos, e ambos são sensíveis ao toque e dolorosos. As duas condições podem-se manifestar juntas. Ambas tendem a ser crônicas, pois a patologia subjacente geralmente é uma colonização estafilocócica, que deve ser tratada a fim de se obter cura.

Diagnóstico

Foliculite pode facilmente ser confirmada com um simples *swab* para cultura bacteriana. Este exame é importante para comprovar o diagnóstico e determinar a sensibilidade do microrganismo, bem como para descartar a colonização de *S. aureus* resistente à meticilina (MRSA).

Controle

O tratamento inclui os seguintes passos:

- Drenar todos os furúnculos
- Tratar o episódio agudo com antibióticos orais apropriados

- Usar diariamente um líquido antisséptico no banho
- Lavar todas as roupas íntimas, roupas de cama e toalhas com água quente
- Não remover os pelos com cera ou gilete até que o episódio tenha se resolvido
- Investigar a presença de sintomas no parceiro, que também pode necessitar da mesma estratégia; mesmo se o parceiro for assintomático, ele também deve lavar-se com um líquido antisséptico durante o mesmo período
- Se a paciente reinicia a remoção de pelos, recomendar a remoção com pinça, em vez de gilete ou cera
- Se a paciente deseja ficar permanentemente livre de pelos púbicos, recomendar a remoção de pelos a *laser*

Tinea Pubiana

A *tinea* é uma infecção por dermatófitos, pouco frequente, mas pode causar uma forte erupção cutânea de início súbito, envolvendo a vulva e a área púbica.

Apresentação

Pode se apresentar como uma furunculose grave com edema, nódulos inflamatórios e fístulas.

O diagnóstico diferencial com uma infecção por estafilococos é feito com base na falha de resposta ao uso de antibióticos e no resultado negativo de cultura de material obtido com *swabs*. A infecção pode ser adquirida por contaminação com animais de estimação.

Diagnóstico

O diagnóstico é estabelecido com uma biópsia cutânea e pela cultura de raspados cutâneos.

Manejo

O tratamento é realizado com um antifúngico oral, como a griseofulvina, itraconazol, fluconazol ou terbinafina, nas mesmas doses e duração usadas para tratar tinea do couro cabeludo ou barba.

Hidradenite Supurativa

Esta é uma condição relativamente comum, crônica e recorrente da vulva e de outros sítios cutâneos e as manifestações podem variar desde um desconforto leve até uma condição mais grave que compromete a qualidade de vida (Figura 7.12).

A hidradenite supurativa é uma doença genética de herança familiar. É rara na infância e geralmente aparece pela primeira vez durante ou após a puberdade. É considerada uma condição sensível aos andrógenos, pois as primeiras manifestações coincidem com o aumento desses dos hormônios após a puberdade.

Pela mesma razão, raramente aparece depois da menopausa. Apesar da associação a andrógenos, as mulheres com hidradenite supurativa apresentam níveis séricos normais de andrógenos. A condição é um distúrbio do folículo piloso, que apresenta maior sensibilidade à estimulação androgênica.

O tabagismo é um fator associado à hidradenite supurativa e a nicotina pode ser o agente causador em algumas pacientes. A hidradenite supurativa também é mais comum em pacientes obesas.

Etiologia

É uma inflamação crônica das glândulas sudoríparas apócrinas, e suas manifestações ocorrem nas regiões do corpo, onde essas glândulas estão presentes: vulva, área perianal, náde-

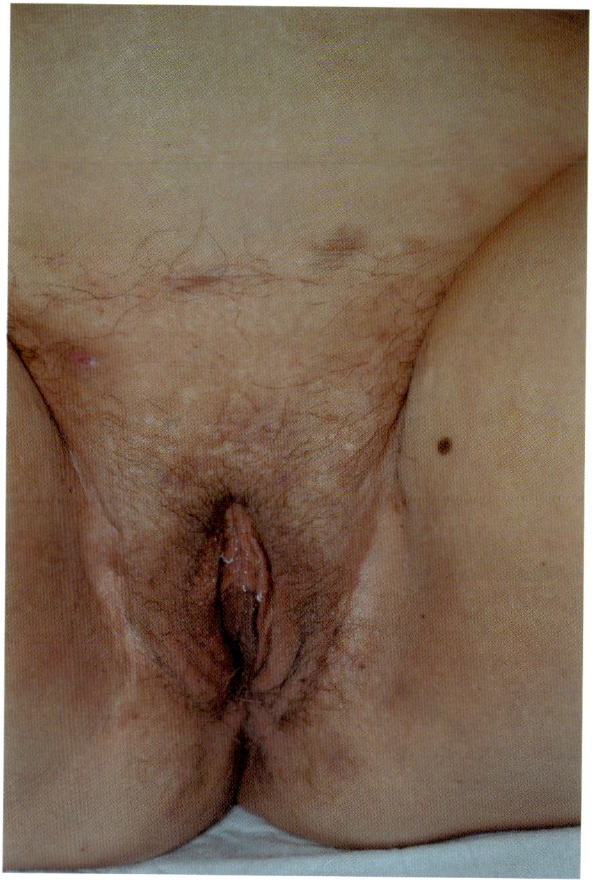

Figura 7.12 Hidradenite supurativa.

gas, axilas e na região inframamária. A patogênese exata é desconhecida. A teoria atualmente aceita é de que ocorra uma oclusão das glândulas sudoríparas apócrinas, seguido de ruptura e reação inflamatória dos tecidos adjacentes.

Não é uma doença infecciosa, a cultura de *swabs* mostra o crescimento de bactérias não patogênicas e o tratamento com antibióticos é ineficaz.

Apresentação

A hidradenite supurativa se caracteriza pela formação de nódulos dolorosos com drenagem purulenta, formação de fístulas, pústulas, abscessos e comedões. As lesões podem levar a formação de cicatrizes extensas.

O diagnóstico pode ser muito tardio em algumas pacientes, que podem ser tratadas para uma infecção estafilocócica recorrente, mesmo com *swabs* negativos.

A hidradenite supurativa que acomete a vulva, atinge em geral a região pubiana, os grandes lábios, as pregas inguinais, a área perianal e nádegas.

É mais comum em mulheres do que em homens, mas em mulheres as manifestações são mais leves. Pode ser exacerbada no período pré-menstrual.

Pode estar associada à acne grave, dissecção de seios pilonidais e uma condição conhecida como celulite dissecante do couro cabeludo.

Alguns critérios para avaliação da gravidade foram propostos. O sistema de estadiamento de Hurley foi o primeiro elaborado em 1989, mas depois disso, outros foram desenvolvidos com base em evidência de estudos de ensaios clínicos. A gravidade nem sempre está bem correlacionada com a resposta ao tratamento.

Investigação e Diagnóstico

O diagnóstico é clínico, mas a infecção fúngica e a infecção por estafilocos deve ser descartada. O achado de comedões vulvares é patognomônico: eles não ocorrem em nenhuma outra doença.

A hidradenite supurativa não possui um aspecto histopatológico específico. Uma biópsia normalmente não é necessária e não é diagnóstica.

O principal diagnóstico diferencial é com furunculose recorrente estafilocócica. Esta condição pode ser facilmente descartada com a coleta de um *swab* de uma nova lesão para cultura bacteriana. Na hidradenite supurativa, os *swabs* não são positivos para *S. aureus*. Mas quando positivos, o uso de antibióticos é ineficaz.

O diagnóstico diferencial, particularmente quando o distúrbio atinge a região perianal, inclui algumas doenças raras como o pioderma gangrenoso atípico, a doença de Crohn e infecções como foliculite micobacteriana. No entanto, nenhuma dessas condições se caracteriza por formação de comedões.

Manejo

Muitas pacientes apresentam um longo histórico de episódios recorrentes, já tendo realizado pequenas cirurgias para drenagem ou excisão de lesões e empregado múltiplos ciclos curtos de antibióticos.

Em nossa experiência, o tratamento desta condição é simples na maioria dos casos. Entretanto, algumas pacientes são muito resistentes ao tratamento.

Infelizmente, as evidências para orientar o tratamento são de estudos de casos, e existem poucos estudos de alta qualidade para embasar o tratamento.

Terapia Medicamentosa

Em casos leves, o uso de clindamicina tópica 2% ou de eritromicina 2% associado à realização de higiene com antissépticos, podem reduzir os sintomas, mas a terapia sistêmica parece ser muito mais eficaz.

Nos casos de tabagismo, este deve ser evitado. A obesidade exacerba o quadro, mas apenas a perda de peso não tem um efeito significativo sobre o curso da doença.

Nossa terapia de primeira linha usual é o uso de um antiandrogênico oral.

Se a paciente usa pílula contraceptiva oral combinada, mudamos esta para uma com um progestógeno antiandrogênico, como o acetato de ciproterona ou a drospirenona.

Se o uso de um contraceptivo oral combinado não está indicado, o tratamento mais seguro e com a melhor relação custo-benefício é a espironolactona, em uma dose de 100 mg/dia. Em casos resistentes, a dose pode ser dobrada. É protocolo verificar regularmente os níveis de potássio, mas foi recentemente demonstrado que isto não é necessário em mulheres jovens saudáveis. Alguns estudos têm demostrado que os antiandrogênicos são mais eficazes do que a antibioticoterapia. Nós observamos resultados similares em nossas pacientes, quando comparamos o uso isolado de antiandrogênicos com o uso combinado de antiandrogênicos e antibióticos, como a minomicina.

No grupo de fármacos antiandrogênicos, a espironolactona tem a vantagem de ser bem tolerada e um baixo custo. Constatamos que a espironolactona tem alta aceitação entre as pacientes e a maioria prefere manter o uso continuado deste fármaco durante um longo período, para evitar os transtornos na qualidade de vida causados pela hidradenite supurativa. Nas mulheres em risco de gravidez, a contracepção deve ser aconselhada, pois este fármaco pode causar feminização de um feto masculino. A espironolactona pode provocar irregularidade menstrual nas pacientes que usam pílula contraceptiva oral e está associada a aumento da sensibilidade mamária e formação de nódulos nas mamas. Algumas mulheres, particularmente aquelas com um baixo índice de massa corporal, podem apresentar hipotensão com uma dose de 100 mg/dia e, nestas pacientes, é mais seguro iniciar o tratamento com 50 mg/dia e lentamente aumentar a dose. Na prática, observamos que esses eventos adversos são incomuns.

Outros antiandrogênicos incluem:

- Acetato de ciproterona, 5-25 mg/dia
- Finasterida, 5 mg/dia
- Dutasterida, 0,5 mg/semana
- Flutamida, 250 mg/dia

Outros Tratamentos

- A aplicação intralesional precoce em lesões iniciais de esteroides, como a triancinolona 10 mg/mL, pode ser eficaz para evitar uma crise aguda.
- Muitos autores recomendam o uso de antibióticos orais, mas nossa experiência não tem sido boa. Um estudo recentemente publicado não encontrou diferença no resultado do tratamento comparando o uso isolado de espironolactona com o uso da espironolactona associado a antibióticos.
- O uso de retinoides orais ou tópicos não estão recomendados na literatura médica e a nossa observação não mostrou resultados benéficos.
- Existem relatos casuais do uso de imunodepressores, como a ciclosporina e o metotrexato.
- O uso de metformina está relatado em vários estudos de série de casos.
- Recentemente, os inibidores do fator de necrose tumoral á, como o infliximabe e o adalimumabe, mostraram ser promissores no tratamento de pacientes com hidradenite supurativa não controlada por antiandrogênicos, ou quando os antiandrogênicos não são tolerados ou estão contraindicados. Está é uma indicação não prevista em bula. Estes "agentes biológicos" são atualmente muito caros, mas nossa experiência tem sido positiva. O encaminhamento a um dermatologista é recomendado.

Infelizmente, não é possível presumir que sempre ocorrerá remissão desta condição na menopausa, e um tratamento vitalício pode ser necessário. Muitas pacientes estão dispostas a aceitar este fato em razão da grave morbidade imposta pela hidradenite supurativa não tratada.

Cirurgia

A incisão com drenagem das lesões dolorosas agudas pode ser feita, mas a marsupialização apresenta um resultado muito melhor. Este tratamento deve ser seguido pela aplicação tópica de clindamicina 2% ou eritromicina 2%. Este tratamento é paliativo e não curativo.

A cirurgia excisional é curativa e, portanto, o tratamento de escolha. No entanto, este método está indicado somente nas pacientes com envolvimento de áreas que possam ser amplamente excisadas, sem causar um grande dano. Para pacientes com envolvimento dos lábios vaginais, da região perianal ou das nádegas, este método pode não ser uma opção adequada.

Há muitos artigos na literatura referentes à cirurgia extensa e, mais recentemente, ablação a *laser* de CO_2 para curar hidradenite supurativa.

Estas opções apresentam o risco de complicações pós-operatórias importantes com necessidade de aguardar a cicatrização por segunda intenção, formação de cicatrizes extensas e comprometimento da função sexual e devem ser reservadas para casos muito graves.

Adenite Sebácea

Esta condição recentemente descrita atinge a superfície interna dos pequenos lábios. Manifesta-se com nódulos recorrentes sensíveis e dolorosos, geralmente com exacerbação no período pré-menstrual. Os nódulos podem drenar material purulento.

A biópsia mostra reação inflamatória das glândulas sebáceas encontradas nos pequenos lábios. Ao contrário da hidradenite supurativa, esta condição não forma cicatrizes nem está associada à formação de comedões. É encontrada apenas na superfície mucosa dos pequenos lábios.

Ocorre na vida adulta e a idade média de maior prevalência é de 30 anos. A glândula sebácea contém receptores androgênicos, que provavelmente estão envolvidos.

O diagnóstico diferencial inclui uma infecção bacteriana. O cisto de Bartholin infectado pode ser descartado pela localização específica do mesmo. O diagnóstico diferencial com essas duas condições pode ser feito pela característica de recorrência e pela presença de múltiplas lesões, uma vez que a bacteriologia tenha descartado infecção.

Tal como a hidradenite supurativa, esta condição pode ser suprimida com macrolídeos tópicos e antiandrogênios orais, incluindo o contraceptivo oral com uma progestina antiandrogênica. Também temos tido sucesso com o uso de espironolactona nesta condição.

Neoplasia Vulvar

A neoplasia de vulva é o mesmo câncer cutâneo de ocorrência comum em outras partes do corpo, pois a vulva é um componente da pele. Estes cânceres incluem:

- Carcinoma de células basais
- Neoplasia intraepitelial vulvar (carcinoma de células escamosas *in situ*)
- Doença de Paget extramamária (doença de Paget que ocorre na vulva)
- Melanoma

A biópsia dessas lesões deve ser feita sem demora.

Quando Suspeitar de um Câncer Vulvar?

Todas as lesões de apresentação suspeita ou que apresentam uma alteração nas características ao longo do tempo deve ser biopsiada sem demora. No caso de uma suspeita de melanoma, a lesão deve ser excisada completamente, se possível.

Neoplasia Intraepitelial Vulvar

Neoplasia intraepitelial vulvar (VIN) é a forma mais comum de neoplasia vulvar. A histopatologia mostra características de um carcinoma de células escamosas *in situ*, que é indistinguível da doença de Bowen, que ocorre na pele exposta ao sol. No entanto, na vulva, o fator etiológico mais comum não é o sol, mas sim os genótipos oncogênicos do HPV e o líquen escleroso.

Ainda existe muita controvérsia sobre a classificação e prognóstico da VIN. A classificação da a VIN, usando uma nomenclatura similar à usada para a neoplasia intraepitelial cervical (CIN) não reflete de forma precisa o comportamento biológico da VIN e deve ser abandonada. A VIN clinicamente significativa é uma neoplasia de espessura total com potencial invasivo.

Oncologistas ginecológicos não consideram a VIN uma malignidade. Os dermatologistas podem não concordar com isto, pois eles consideram o carcinoma de células escamosas *in situ* da pele uma malignidade, independente da localização, o que inclui a vulva. Na verdade, o carcinoma de células escamosas *in situ* da vulva apresenta um risco maior do que seu equivalente na pele exposta ao sol, pois caso ocorra a progressão para um carcinoma invasivo de células escamosas, o risco de metástase é maior na vulva.

A atual classificação histopatológica para a VIN ainda é, infelizmente, muito confusa (ver Capítulo 4), mas divide a VIN em dois tipos:

- VIN usual (uVIN), geralmente associada ao HPV e encontrada em pacientes mais jovens
- VIN diferenciada (dVIN), geralmente associada ao líquen escleroso e encontrada em pacientes mais velhas

Apresentação

A apresentação clínica da VIN inclui placas e pápulas, que podem ser de qualquer cor, desde brancas até castanhas. Podem ser solitárias ou múltiplas. Frequentemente as pápulas e placas têm uma superfície áspera verrucosa.

Outras apresentações incluem áreas ulceradas ou cruentas persistentes. As lesões são frequentemente pruriginosas, mas isto não é diagnóstico e nem sempre ocorre.

É mais comum em fumantes, em pacientes com verrugas genitais e cervicais e pacientes imunodeprimidas pelo uso de um medicamento, por uma imunodeficiência hereditária ou ao associado à infecção pelo HIV. Os genótipos do HPV mais frequentemente associados à VIN são os tipos oncogênicos 16 e 18, também encontrados na CIN e no carcinoma de células escamosas do colo do útero.

A diferença entre a VIN e o carcinoma invasivo de células escamosas da vulva é a presença histológica de lesão abaixo da membrana basal da epiderme. Quando isto ocorre, o prognóstico da lesão se torna muito mais reservado, e as pacientes podem necessitar de dissecção linfonodal, além de ressecção local ampla. Ao contrário do carcinoma de células escamosas da pele, que raramente apresenta metástases, o carcinoma de células escamosas da vulva pode metastatizar. Se o câncer vulvar se espalha além dos linfonodos inguinais, o prognóstico é grave.

Manejo

Detalhes sobre o tratamento desta condição estão além do escopo deste livro. O primeiro passo é o estabelecimento de um diagnóstico por meio de uma biópsia da lesão.

O tratamento subsequente inclui cirurgia ou tratamento a *laser*. Em alguns casos, a terapia tópica com agentes como o imiquimode pode ser usada. Frequentemente, combinações desses agentes são usadas, mas a recidiva ocorre frequentemente.

Encaminhamento a um oncologista ginecológico é altamente recomendado.

Doença de Paget Extramamária

Esta condição muito incomum é frequentemente confundida com dermatite persistente ou com psoríase, e isto não é uma surpresa por causa da aparência superficial muito similar (Figura 7.13). É frequentemente uma doença de pacientes mais velhas, com idade igual ou superior a 70 anos.

A principal característica que sugere o diagnóstico diferencial com dermatite é a falta de resposta ao tratamento, com o uso de corticosteroides tópicos.

Apresentação

As pacientes geralmente se queixam de prurido, dor e edema, ou podem apresentar o aspecto característico, mas sem sintomas.

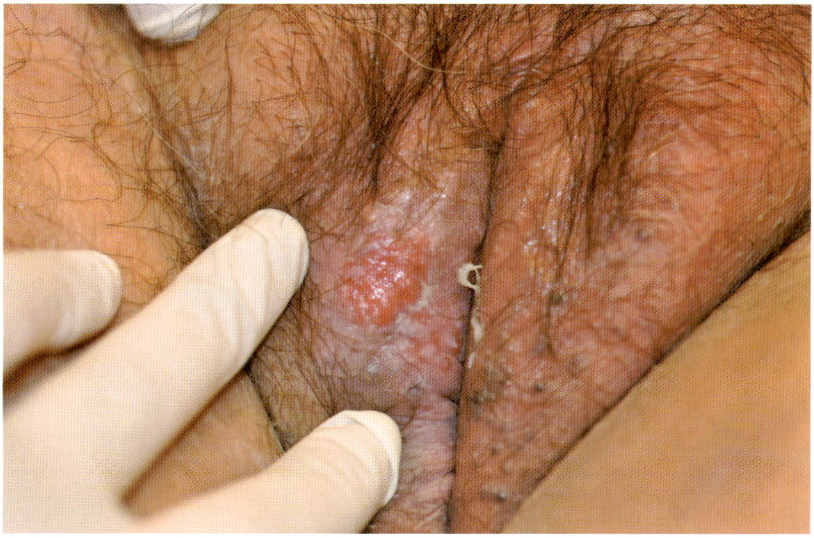

Figura 7.13 Doença de Paget extramamária.

Geralmente, há uma placa avermelhada, mas que pode apresentar palidez. Pode ser uni ou bilateral e pode envolver a vulva e/ou a região perianal. A borda da placa é geralmente melhor definida do que em uma lesão de dermatite e pode simular uma psoríase. A superfície da placa pode apresentar descamação esbranquiçada, similar ao "açúcar de confeiteiro".

Diagnóstico

A doença de Paget extramamária tem uma histologia muito característica e uma biópsia cutânea estabelecerá o diagnóstico.

A condição pode estar associada à malignidade subjacente do intestino e bexiga, e requer investigação. A coloração imuno-histoquímica da amostra de biópsia pode ajudar a confirmar o diagnóstico e diferenciar este risco.

Manejo

O tratamento envolve uma combinação de cirurgia e radioterapia. Um tratamento paliativo com imiquimode também pode ser usado. Estudos recentes corroboram esse uso em detrimento da cirurgia nos casos em que não há doença invasiva ou malignidade subjacente. A terapia com imiquimode deve ser prolongada, e muitas pacientes acham difícil de tolerar.

Recomendamos o encaminhamento a um oncologista ginecológico.

Melanoma da Vulva

O melanoma da vulva é extremamente raro. A aparência não é diferente do melanoma que ocorrem em outros locais do corpo, apresentando uma lesão vermelha, acastanhada até negra de crescimento lento que pode causar prurido ou sangrar.

As características distintivas do melanoma incluem a variação na cor, o formato irregular e a evolução constante. As lesões geralmente são assintomáticas até o desenvolvimento de ulceração.

Qualquer melanoma vulvar suspeito deve ser excisado com urgência e a paciente deve ser encaminhada a um centro de referência terciário para tratamento.

Agradecimentos

Gostaríamos de agradecer Dr. Ken Jaaback MBBCh (Wits), FRANZCOG, CGO, Equipe Especializada e Oncologista Ginecológico, do John Hunter Hospital, Newcastle, NSW, Austrália, por sua ajuda com este capítulo.

Abreviações

HPV – papilomavírus humano
HIV – vírus da imunodeficiência humana
MCV – vírus do molusco contagioso
NIV – neoplasia intraepitelial vulvar
MRSA – *S. aureus* resistente à meticilina
VIN – neoplasia intraepitelial vulvar
CIN – neoplasia intraepitelial cervical
uVIN – VIN usual
dVIN – VIN diferenciada
AIDS – Síndrome da Imunodeficiência Adquirida
DNA – ácido desoxirribonucleico

Leituras Sugeridas

Ali, H., Donovan, B.,Wand, H., *et al.* (2013). Genital warts in young Australians five years into national human papillomavirus vaccination programme: national surveillance data. *British Medical Journal*, **346**, f2032.

Alikhan, A., Lynch, P. J. and Eisen, D. B. (2009). Hidradenitis suppurativa: a comprehensive review. *Journal of the American Academy of Dermatology*, **60**, 539–61.

Badr, D., Kurban, M. and Abbas, O. (2013). Metformin in dermatology: an overview. *Journal of the European Academy of Dermatology and Venereology*, **27**, 1329–35.

Chinniah, N. and Cains, G. D. (2014). Moderate to severe hidradenitis suppurativa treated with biologic therapies. *Australasian Journal of Dermatology*, **55**, 128–131.

Delport, E. S. (2013). Extramammary Paget's disease of the vulva: an annotated review of the current literature. *Australasian Journal of Dermatology*, **54**, 9–21.

Dixit, S., Olsson, A. and Fischer, G. (2014). A case series of 11 patients with hormone-responsive sebaceous adenitis of the labia minora. *Australasian Journal of Dermatology*, **55**, 80–3.

Garland, S. M., Insinga, R. P. and Sings, H. L. (2009). Human papilloma virus infections and vulvar disease development. *Cancer Epidemiology, Biomarkers and Prevention*, **18**, 1777–84.

Gormley, R. and Kovarik C. (2012). Human papillomavirus-related genital disease in the immunocompromised host. Part 1. *Journal of the American Academy of Dermatology*, **66**, 867–80.

Heller, D. (2007). Report of a new ISSVD classification of VIN. *Journal of LowerGenital TractDisease*, **11**, 46–7.

Zouboulis, C., Desai, N., Emstestam, R., *et al.* (2015). European S1 guideline for the treatment of hidradenitis suppurativa/acne inversa. *Journal of the European Academy of Dermatology and Venereology*, **29**, 619–44.

Capítulo 8

Dor Vulvar e Dispareunia

Vulvodínia é um termo conhecido pelos médicos que estudam e estão interessados nas doenças da vulva. No entanto, note que este termo não foi usado para denominar este capítulo.

Isto porque vulvodínia é, por definição, um conjunto de sintomas e não uma patologia propriamente dita.

Vulvodínia é um conceito mal definido que significa dor vulvar. Quando uma paciente apresenta dor vulvar, é preciso enquadrá-la em um grupo diagnóstico. O tratamento é diferente para cada tipo de dor vulvar. Não existe uma terapia única indicada para todas as pacientes, embora a literatura existente sobre o assunto possa dar essa impressão.

Vulvodínia foi um termo criado pela *International Society for the Study of Vulvar Disease* (ISSVD) em 1983. A definição atual (2015) da ISSVD caracteriza a vulvodínia como "dor vulvar com pelo menos 3 meses de duração, sem uma causa claramente identificada, mas que pode ter potenciais fatores associados".

A ISSVD desenvolveu uma nova classificação da dor vulvar, criando duas categorias: (A) queixas associadas a uma causa identificável e (B) vulvodínia. Ver Tabela 8.1.

Apesar da definição da ISSVD, a interpretação do termo vulvodínia é muito variável e a literatura sobre o assunto é confusa. Alguns claramente interpretam a vulvodínia como dor vulvar, alguns como prurido, enquanto outros como um desconforto vulvar de qualquer tipo e outros consideram a vulvodínia uma doença. Frequentemente, em todos esses casos o manejo é muito difícil. Em outras palavras, a classificação é usada de forma imprópria em qualquer condição vulvar resistente ao tratamento.

Preferimos evitar o termo vulvodínia em todos os casos. Optamos por usar dor vulvar, pois é simples e direto e não carrega a bagagem de muitos anos de confusão médica. Nos casos em que podemos observar uma lesão visível que seja a causa de dor, chamamos de "dor lesional". Na ausência de lesão, chamamos de "não lesional".

O nosso enfoque está em discordância com o enfoque dado por muitas autoridades no assunto. Reconhecemos que o termo pode ser encontrado em vários *websites* e sociedades dedicadas ao estudo da vulvodínia. Entretanto, acreditamos que o uso continuado deste termo, amplamente enraizado, irá prolongar a confusão em torno do melhor tratamento para a paciente com dor vulvar.

Tabela 8.1 Terminologia e Classificação da ISSVD de Dor Vulvar Persistente e Vulvodínia (2015)

A) Dor Vulvar Causada por um Distúrbio Específico

- Infeccioso (p. ex., candidíase recorrente, herpes)
- Inflamatório (p. ex., líquen escleroso, líquen plano, distúrbios imunobolhosos)
- Neoplásico (p. ex., doença de Paget, carcinoma de células escamosas)
- Neurológico (p. ex., neuralgia pós-herpética, lesão ou compressão de raízes nervosas, neuroma)
- Trauma (p. ex., cirurgia da genitália feminina, cirurgia obstétrica)
- Iatrogênico (p. ex., pós-operatório, quimioterapia, radiação)
- Deficiências hormonais (p. ex., síndrome geniturinária da menopausa [atrofia vulvovaginal], amenorreia lactacional)

B) Vulvodínia

Dor vulvar com pelo menos 3 meses de duração, sem causa identificável evidente, com potenciais fatores associados

Descritores:

- Localizada (p. ex., vestibulodínia, clitorodínia) ou difusa ou mista (localizada e difusa)
- Provocada (p. ex., insercional, contato) ou espontânea ou mista (provocada e espontânea)
- Início (primária ou secundária)
- Padrão temporal (intermitente, persistente, constante, imediata, tardia)

Fisiopatologia da Dor Vulvar

O mecanismo envolvido com o aparecimento da dor vulvar é pouco conhecido, mas existem muitas razões que tornam a vulva uma parte do corpo propensa à dor.

Um aspecto importante está relacionado com a estrutura miofascial do assoalho pélvico que sustenta a vulva e a vagina e as outras vísceras pélvicas. Portanto, algumas condições como parto, cirurgias retovaginais e reparadoras de prolapso genital podem causar o aparecimento de dor vulvar e vaginal. O assoalho pélvico está ligado estrutura óssea pélvica, que se relaciona com a coluna vertebral, cóccix, articulação do quadril e com os membros inferiores. Portanto, a dor vulvar pode ser desencadeada por doença ou disfunção em qualquer uma dessas estruturas musculoesqueléticas.

Várias funções desta área estão sujeitas a um grande estresse físico: micção, menstruação, intercurso sexual, parto, defecação, atrito de roupas e de absorventes íntimos. Alguns hábitos de higiene pessoal, como o excesso de limpeza, podem, inadvertidamente, exacerbar o problema original.

A área genital tem grande importância para o bem-estar sexual e autoestima de uma mulher. Muitas mulheres supõem que seus sintomas possam ser causados por câncer ou por uma doença sexualmente transmissível. Portanto, não surpreende que os problemas genitais possam causar um nível elevado de ansiedade e medo.

Inervação da Pelve e da Área Genital

A inervação da vulva é feita pelo nervo pudendo, que se origina das raízes S2-S4 e pelos nervos ilioinguinal e genitofemoral, que se originam de L1-L2 (Figura 8.1). Os dois últimos são predominantemente sensoriais, mas o nervo pudendo contém fibras motoras, sensoriais e simpáticas, responsáveis pelos reflexos autonômicos complexos dos órgãos pélvicos. O epitélio vaginal propriamente, localizado profundamente acima do anel himenal, não é sensível à dor.

O nervo pudendo supre os esfíncteres anal e urinário, enquanto que os músculos do assoalho pélvico são em grande parte inervados por ramos diretos do plexo sacral (S3-S5) e por algumas fibras provenientes do nervo pudendo, ambos com controle voluntário através do sistema nervoso central e reflexo via medula espinal.

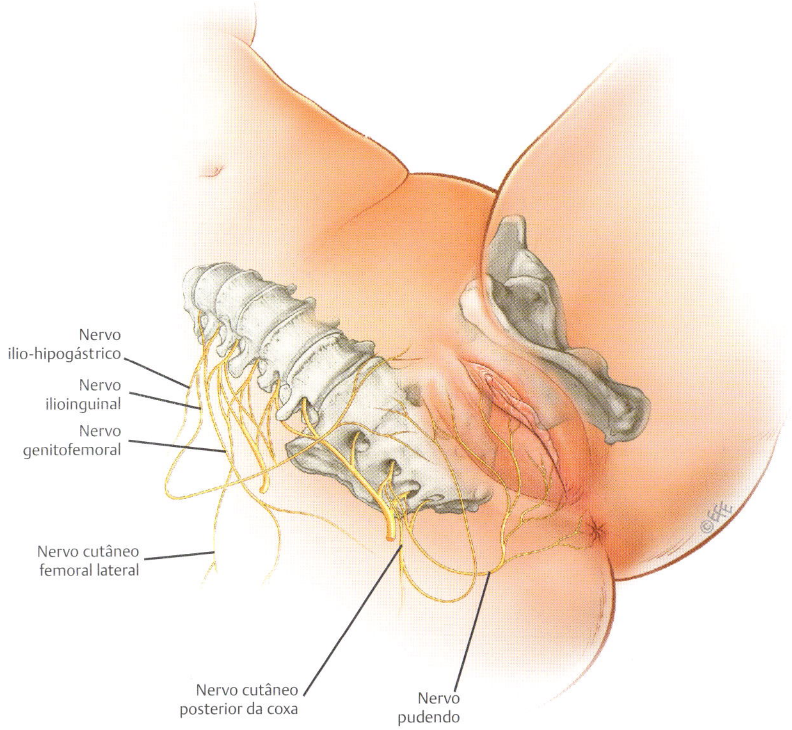

Figura 8.1 Inervação da vulva. Com permissão de Dr. Levent Efe, CMI.

Sabe-se que existe uma relação entre a função muscular na pelve e dor, e alguns estudos têm demonstrado tônus muscular de repouso mais elevado nas pacientes com dor pélvica em comparação com outras pessoas.

Na medula espinal, a convergência dos impulsos aferentes provenientes das vísceras, pele e músculo pode provocar o fenômeno de dor referida. Isso é bem reconhecido quando se trata do nervo ciático, mas a dor referida envolvendo a região da vulva e vagina distal é menos conhecida.

Esta convergência dos impulsos nervosos também pode causar alterações da sensação de vísceras próximas, particularmente a bexiga urinária. Não é incomum entre as pacientes com dor vulvar a queixa associada de aumento da frequência e urgência urinária, dor abdominal inferior e ardor ao urinar.

Uma disfunção autonômica pode provocar a perda do controle do sistema vascular da vulva. O resultado pode ser o aparecimento de um eritema de grau variável da pele vulvar e do epitélio do introito. Essa alteração pode ser erroneamente interpretada como uma erupção, induzindo ao tratamento com o uso de cremes de cortisona. A ação vasoconstritora desses medicamentos é seguida por uma vasodilatação reflexa, que pode aumentar o eritema e produzir desconforto.

Dor Crônica

A sensação de dor é mediada por três tipos de fibras nervosas aferentes: fibras do tipo Aβ mielinizadas de grande diâmetro, que são responsáveis pela percepção do tato; as fibras do tipo A mielinizadas de menor diâmetro e as fibras do tipo C pouco ou não mielinizadas. As últimas são responsáveis pela percepção da dor, que geralmente tem caráter de ardor. As fibras do tipo A podem, todavia, estar envolvidas na sensação da dor, e quando isto ocorre, as pacientes podem desenvolver alodinia. Nesta condição, os estímulos que normalmente evocariam sensações de toque ou pressão são percebidos como dor. Está é uma razão para a sensação de desconforto desencadeada pela pressão exercida pelas roupas em pacientes com dor vulvar.

O sistema sensorial aferente, mediado pelas fibras nervosas periféricas do tipo C, através dos neurônios do corno dorsal da medula espinal, tornam-se sensibilizados nas pacientes com dor crônica e apresentam um limiar mais baixo e apresentam uma resposta exagerada a níveis mais baixos de estimulação. Eles podem até descarregar espontaneamente. Este fenômeno tem sido chamado de "*wind-up*". Alterações patológicas podem ocorrer na conexão do corno dorsal e, talvez, em centros mais elevados. É importante compreender este fenômeno na ausência de um estímulo nociceptivo aparente. Também sabemos a depressão e ansiedade desempenham um papel importante nos casos de dor crônica, e que o estado mental é essencial para a experiência da dor.

O conhecimento do mecanismo da dor na ausência de anormalidade observável é muito importante, particularmente quando o diagnóstico precisa ser explicado para a paciente e também para a própria aceitação do diagnóstico.

Apresentação

De uma forma geral, as pacientes com dor vulvar apresentam uma anormalidade visível que justifica a dor ou não apresentam nenhuma anormalidade visível.

Estas mulheres podem, então, ser divididas em dois grupos principais:

- Dor atribuída a uma doença ou lesão vulvar ou vaginal visível, a qual é ativada pelos nociceptores cutâneos; esta é chamada de *dor lesional*
- Dor na ausência de qualquer patologia vulvovaginal visível, e com um exame físico normal para a idade e grupo étnico da paciente: esta é chamada de *dor não lesional*

Deve-se ter em mente que os sintomas apresentados podem ser devido a etiologias lesionais e não lesionais *coexistentes*.

Dor Lesional

A dor causada por uma lesão ou dermatose visível geralmente é causada por condições dermatológicas que causam inflamação, ulceração, bolhas, fissuras e aderências, e por condições que causam vaginite. Menos comumente, os tumores também podem produzir dor.

- É frequentemente provocada por estímulos físicos, como o atrito que ocorre durante o intercurso ou provocado pela inserção ou remoção de um absorvente interno, pelo ato de roçar, coçar ou pelo uso de roupas justas.
- Com frequência é acompanhada por sintomas da dermatose.
- Geralmente é bilateral.
- Em geral está bem localizada.
- É frequente que ocorra piora durante a noite, quando há menos estímulos externos.
- Resolve-se rapidamente quando a condição subjacente se resolve ou é controlada.

A aplicação de cremes, com substâncias irritantes como conservantes, pode causar a sensação de fisgadas na pele. A troca de um creme para uma pomada (que não possui conservante) geralmente resolve este sintoma e pode confirmar um quadro de dor do tipo lesional.

A descrição dos sintomas de dor lesional geralmente inclui as seguintes palavras:

- Cortar
- Quebrar
- Rasgar
- Lixar
- Dolorido

Quais Doenças Cutâneas da Vulva Podem ser Dolorosas?

As condições dermatológicas que afetam a vulva tendem a se manifestar com prurido. No entanto, algumas doenças comuns também podem causar dor. A candidíase vulvovaginal crônica e a psoríase são as causas mais frequentes. Condições menos comuns, como líquen escleroso, vulvovaginite inflamatória descamativa e erupções medicamentosas, podem causar dor. Nestes casos, a dor pode ser secundária a escoriação e fissuras causadas pelo ato de coçar. A dispareunia também pode ocorrer de modo similar.

As varizes vulvares podem causar uma sensação de dor em peso na pelve, ocorrendo principalmente após longos períodos na posição ortostática.

Infecções como o herpes genital (Capítulo 5), celulite estafilocócica vulvar e hidradenite supurativa (Capítulo 7) são caracteristicamente dolorosas.

Vulvovaginite atrófica tende a se manifestar com dispareunia e uma sensação de ressecamento vaginal.

Existem algumas doenças raras que sempre causam dor, incluindo líquen plano, úlceras genitais não sexualmente adquiridas (úlceras aftosas), doenças bolhosas e doença de Crohn (ver Capítulo 5).

Dor Não Lesional

Acreditamos que a melhor teoria para explicação da dor não lesional seja a etiologia neuropática e a disfunção muscular pélvica referida de outras vísceras pélvicas, ou da coluna vertebral, quadril ou membros inferiores. A dor pode ser causada por ambos mecanismos. Algumas vezes a paciente apresenta quadro de dor que foi desencadeado por um episódio de doença cutânea vulvar (principalmente os casos de herpes genital), e que persiste após a resolução do problema cutâneo. Muitas destas mulheres têm histórico de problemas neuromusculares em outro local. Nesses casos, a paciente deve ser tratada no grupo não lesional, mesmo que haja um fator físico desencadeador. De modo contrário, se uma doença cutânea está presente, esta deve sempre ser inicialmente considerada como a causa dos sintomas da paciente, mesmo que, eventualmente, seja comprovado não ser o caso.

As características da dor não lesional podem variar de acordo com a origem musculoesquelética ou neuropática. A dor de origem musculoesquelética tende a ser bem localizada, unilateral ou anterior. A dor neuropática, não é localizada. No entanto, ambos os tipos apresentam uma tendência de agravamento pelo ato de sentar, pelo uso de roupas justas e pela aplicação de terapia tópica. Ocorre piora durante o dia e melhora ao deitar.

Hiperalgesia é uma característica da dor neuropática, que significa uma resposta dolorosa exagerada provocada por estímulos dolorosos leves, como um toque leve. Esse sintoma pode causar alguma confusão, pois a dor ocorre com a aplicação de terapia tópica.

Muito ocasionalmente, pacientes com condições psiquiátricas podem apresentar dor vulvar como um sintoma de suas condições, e pacientes simuladores podem, ocasionalmente, se queixar de dor vulvar. Em nossa experiência, a dor vulvar provocada *primariamente* por doença psiquiátrica não é mais comum do que qualquer outra parte do corpo.

A descrição dos sintomas de dor vulvovaginal não lesional, inclui as seguintes palavras:

- Queimação
- Ferida
- Ressecamento
- Sensação de insetos andando no corpo
- Irritação
- Sensibilização vulvar
- Coceira ou "coceira leve"
- Dor em pontada
- Pulsação
- Fisgadas na pele

Dispareunia

Para uma melhor compreensão preferimos considerar a dispareunia vaginal como um subgrupo da dor vulvar. A origem da dispareunia, em geral é física e precisa ser avaliada no contexto mais amplo da pelve. Frequentemente, é um dos componentes da síndrome de dor vulvar não sexual, e é a história da dor original que ajudará a estabelecer o diagnóstico. Todavia, a dispareunia pode ser a única manifestação clínica. Em outras palavras, a paciente não tem sintomas além da dor durante o intercurso sexual e/ou inserção de absorvente interno. Demonstramos que a dispareunia e a dor vulvar não sexualmente relacionada apresentam a mesma etiologia e resposta ao tratamento.

Portanto, a dispareunia vaginal também pode ser lesional ou não lesional. A dispareunia lesional está associada à presença de lesão e inflamação da vulva e vagina.

A dispareunia não lesional ocorre na ausência de qualquer doença visível capaz de explicá-la. Acreditamos que seja geralmente causada por uma disfunção neuromuscular. Este tipo de dispareunia pode às vezes ser desencadeado por uma doença lesional subjacente, mas pode persistir por um longo período após a resolução da doença. Raramente, pode ser um transtorno somatoforme, mas salientamos que a dispareunia na grande maioria dos casos têm uma causa física.

A disfunção da musculatura do assoalho pélvico deve ser investigada. Esta disfunção é encontrada em muitas pacientes com dispareunia devido a um distúrbio lesional ou não lesional. A disfunção muscular do assoalho pélvico pode ocorrer também em virtude de distúrbios neuromusculares em decorrência de uma disfunção espinal inferior ou disfunção do quadril.

Nesta situação, os músculos inferiores e superficiais do assoalho pélvico, que percorrem o osso púbico até o cóccix e sacro, circundando a uretra, vagina e ânus sofrem uma contratura quando qualquer pressão é aplicada no introito vaginal. O intercurso sexual no início da penetração provoca uma sensação intensa e dilacerante de dor e alívio imediato com a suspensão do coito. A inserção de absorvente interno geralmente causa os mesmos sintomas. É incomum a persistência da dor, após a interrupção do intercurso sexual, a menos que haja uma lesão agravada pelo intercurso.

A presença de contratura do músculo pubococcígeo é detectável no exame vaginal. O toque vaginal unidigital pode ser virtualmente impossível devido ao espasmo, com sensação de dor intensa referida pela paciente. No entanto, se a paciente se sente segura no exame médico, mas apreensiva com relação ao intercurso sexual, a avaliação poderá ser enganosamente normal.

Grupo Lesional (Dor Nociceptiva)

A dispareunia causada pela presença de uma úlcera ou de fissuras, provoca uma queixa de dor similar a dor que sentimos quando cortamos um dedo. Isto é conhecido como "dor nociceptiva", em outras palavras, a dor é mediada por nociceptores na pele. Em geral, é uma dor localizada e muitas vezes está associada a um pequeno sangramento vermelho vivo após o coito. Em algumas situações, onde existe uma condição cutânea propensa à formação de fissuras, como o líquen escleroso, isto pode ocorrer como resultado do intercurso. Nesta situação, a dor pode não ser imediata, mas pode se manifestar durante o intercurso. Esta dor tipicamente persiste por vários dias, até que ocorra a cicatrização da fissura.

A dispareunia que ocorre em razão de uma causa física local melhora rapidamente com a resolução da condição dermatológica subjacente. No entanto, pode ocorrer uma disfunção secundária da musculatura pubococcígea antes da instituição de um tratamento eficaz da dermatose e esta condição pode ser uma causa para a persistência da dispareunia.

Grupo Não Lesional (Dor Não Nociceptiva)

Nestes casos, os sintomas são de dor vulvar difusa, mal localizada e unilateral. Algumas pacientes com dor vulvar não lesional negam dispareunia, mas relatam a falta de desejo de ter relações sexuais em razão da baixa libido ou pelo medo de se machucarem. Em geral existe hiperalgesia ou uma disfunção secundária da musculatura pubococcígea similar à que ocorre em pacientes com dor nociceptiva.

Dispareunia Secundária à Deficiência Estrogênica (Vaginite Atrófica)

A vaginite atrófica ocorre por conta da deficiência estrogênica e pode-se manifestar apenas com dispareunia, que as pacientes geralmente associam corretamente a uma sensação de ressecamento genital.

Esta situação pode ser vista em mulheres lactantes, pós-menopáusicas ou muito magras.

Algumas pacientes, particularmente aquelas com tendência à dermatite em outras regiões do corpo ou que apresentam atopias, podem desenvolver uma dermatite discreta envolvendo o introito vaginal e os pequenos lábios. Nessa situação, os sintomas de prurido ou irritação podem estar presentes.

Mulheres na pós-menopausa, além dos efeitos vulvovaginais da deficiência estrogênica, pode também ocorrer a dor vulvar de origem neuropática. Desta forma, a atrofia pode não ser a causa da dor vulvar.

Exame

O exame mostra uma mucosa pálida, com pouca lubrificação e perda da rugosidade normal. Em mulheres jovens, lactantes, a inspeção pode mostrar somente uma superfície relativamente pouco lubrificada.

Manejo

O tratamento inicial pode ser feito com o uso tópico de creme ou pessário de estrogênio, aplicado diariamente por 2 semanas e após mantido a aplicação duas vezes por semana. O uso a longo prazo está indicado, se houver uma boa resposta.

Na presença de dermatite, deve ser feito o uso simultâneo de uma pomada de hidrocortisona a 1%, aplicada 2 vezes ao dia e o uso de sabonetes deve ser evitado. O uso de emolientes suaves e lubrificantes não irritantes, durante o intercurso, são adjuvantes úteis ao tratamento. Esta condição deve responder rapidamente ao tratamento tópico com creme ou pessários de estrogênio, dentro de um período de seis semanas. Na ausência de resposta, considerar uma causa alternativa para a dispareunia.

Abordagem da Paciente com Dor Vulvar Crônica

Anamnese

A maioria das pacientes com dor vulvar não relata voluntariamente os sintomas que ajudam a estabelecer um diagnóstico. Elas podem, por exemplo, queixar-se de "redução da libido", em vez de referir dispareunia. De modo similar, é improvável que uma paciente relate voluntariamente que o início da dor vulvar ocorreu durante um episódio de psoríase generalizada aguda. Uma anamnese detalhada e abrangente é, portanto, essencial, e deve conter as seguintes informações:

- Duração do episódio atual de dor
- Histórico de dor similar
- História de fatores associados causadores
  - Fatores agravantes e fatores de melhora
  - Sintomas associados, por exemplo, prurido, corrimento vaginal
  - História de doença cutânea, vulvar ou em outra região
  - História de dor menstrual
  - História de dor vesical
  - História de intestino irritável ou constipação crônica
  - História de dor ou lesão no quadril e/ou coluna
  - Atividades de lazer como ciclismo, equitação, *skate*
- Descrição da dor
  - Intensa/em peso/em queimação/em facada/formigamento/em pontada
  - Prurido, sangramento ou corrimento vaginal anormal associado
- Contínua ou episódica
  - Duração dos episódios
  - Fatores associados desencadeadores dos episódios
- Localização da dor
  - Nos grandes lábios
  - Central
  - Bilateral/unilateral
  - Anterior/posterior
  - Padrões de referência
- Tratamentos prévios
  - Eficaz
  - Ineficaz
- Impacto na qualidade de vida/sexo/relacionamentos

Revisão dos Sistemas

Considerando que esse tipo de dor geralmente é uma dor referida, uma revisão completa dos sistemas deve ser realizada. De particular importância é a identificação se doença, disfunção ou lesão na coluna lombossacra, do trato intestinal inferior e região anal, e nos membros inferiores. Isso porque a dor referida na pelve inferior geralmente ocorre na direção *posterior para anterior*.

A revisão dos sistemas deve incluir:

- Bexiga: bexiga irritável, infecção recorrente, micção disfuncional
- Problemas com o ciclo menstrual/menstruação
- Problemas intestinais: diarreia, constipação, incontinência fecal
- Revisão musculoesquelética:
  - Problemas congênitos
  - Lesão
  - Operações ortopédicas/neurocirúrgicas
  - Dor no nervo ciático/outros sintomas neurálgicos na perna
  - Órteses desgastadas
  - Problemas do pé/joelho

Exame Físico

Lembre-se da regra básica: primeiro excluir causas dermatológicas e infecciosas.

A maioria das pacientes encaminhadas para nossa clínica devido a uma dor vulvar tem uma causa dermatológica ou infecciosa que foi previamente negligenciada. Algumas pacientes são encaminhadas por terapeutas sexuais, que perceberam que não havia um problema psicológico ou algum distúrbio da relação do casal. A prevalência dessas falhas diagnósticas significa que a maioria dos artigos sobre "vulvodínia" inclui erroneamente mulheres que não tem uma dor vulvar não lesional verdadeira. Para evitar esta confusão, preferimos não usar o termo vulvodínia.

De modo contrário, existem casos nos quais a presença de uma doença cutânea visível não é responsável pelos sintomas de dor vulvar. Todavia, uma tentativa de tratamento deve ser realizada para excluir a condição como causa da dor. Nessas pacientes, o tratamento dermatológico será apenas parcialmente útil.

Uma terapia eficaz é possível somente com o estabelecimento de um diagnóstico preciso.

Após a exclusão de causas dermatológicas ou infecciosas para a dor vulvar, as apresentações podem ser divididas em dois grupos:

- Dor somente com a penetração
- Dor constante ou intermitente não relacionada apenas penetração

Exame

O desconforto causado pelo exame destas pacientes, raramente impede a avaliação. Mas pode haver uma sensibilidade intensa em torno do vestíbulo e vagina. Frequentemente, não é possível realizar um exame especular.

Nós sempre solicitamos que a paciente mostre qual a região da dor, se possível.

O achado físico mais comum nos casos de dor vulvar aguda é a presença de uma fissura. As fissuras podem ocorrer em quase todas as dermatoses vulvares. A localização típica é na posição de 6 horas no introito vaginal. Mesmo as pequenas fissuras podem causar dispareunia intensa, por isso é importante realizar um exame detalhado observados as dobras vulvares e distendendo delicadamente a pele vulvar. Pode haver uma erupção vulvar associada, como uma dermatite, uma candidíase, a psoríase ou o líquen escleroso. No entanto, ocasionalmente podem ocorrer fissuras vulvares persistentes na ausência de uma causa evidente.

Cicatrizes de causa obstétrica e cirúrgica geralmente dificultam a diferenciação entre os aspectos de normalidade e as alterações disfuncionais. A avaliação por um ginecologista experiente pode ser necessária nestes casos.

As questões mais importantes durante o exame são:

- Existe erupção cutânea ou alguma lesão?
  - Um exame detalhado, distendendo delicadamente a pele vulvar, deve ser realizado para verificar se existem pequenas fissuras.
  - Se houver uma alteração visível, esta pode ser a causa dos sintomas?
  - A alteração encontrada pode ser uma variante da normalidade, compatível com a idade ou com o grupo étnico da paciente? (Por exemplo, em mulheres mais velhas os pequenos lábios são menores ou a presença de pigmentação pode ser normal em uma mulher de pele escura.)
- Onde está localizada a dor?
  - A dor é unilateral ou bilateral?
  - A dor se irradia, por exemplo, para a região inguinal?
  - A paciente consegue localizar a dor?
  - Há uma sensibilidade exagerada para o grau de pressão exercida? Para facilitar a avaliação podemos comparar a sensibilidade com o toque feito na perna e o toque feito no vestíbulo vaginal.
  - No exame digital pode-se perceber algum grau de contratura muscular no introito vaginal? Pode ocorrer uma contratura muscular, aumento da resistência e dor desencadeada por uma leve pressão feita na posição de 6 horas no introito vaginal posterior.
- A dor está relacionada ou não com uma anormalidade visível?

A literatura sobre dispareunia, em geral, descreve o teste do cotonete. Preferimos não utilizar este teste, pois constatamos que o mesmo pode causar dor. Além disso, seu uso não permite a diferenciar entre a sensibilidade da pele e as estruturas subjacentes e a nossa experiência mostrou que o exame digital pode ser mais esclarecedor.

O exame colposcópico com aplicação de ácido acético não tem indicação no diagnóstico, pois *qualquer* dermatite inflamatória se torna branca e não pode auxiliar no diagnóstico, a menos que haja uma suspeita de neoplasia. Sua aplicação geralmente provoca dor intensa, e nesse cenário consideramos a colposcopia contraindicada.

Classificação da Paciente com Dor Vulvar Não Lesional

Dor Neuropática

Esta é a etiologia mais comum nesta categoria. As pacientes que apresentam este quadro são mulheres de meia-idade ou mais velhas, que referem uma sensação constante e mal localizada de ardor na vulva. A dor é discreta pela manhã ao acordar, aumentando durante o dia, especialmente com a atividade física. Determinadas posições podem ser mais desconfortáveis do que outras, particularmente a posição sentada. A dor nem sempre está associada à dispareunia, mas a maioria das pacientes desenvolve uma aversão ao intercurso sexual por causa da dor. Geralmente, esta sensação não é grave. A dor raramente provoca a interrupção do sono, mas tem um caráter persistente e cansativo.

Os sintomas vesicais, como urgência e aumento da frequência também podem estar presentes. As queixas de disfunção da coluna lombar, do quadril e dos membros inferiores também podem estar presentes, quando questionadas.

Ao exame físico a única anormalidade geralmente encontrada é algum grau de atrofia compatível com a idade. Entretanto, somente a atrofia não causa dor em queimação. A presença de eritema pode ser observada frequentemente e pode estar associado à perda do controle simpático da vasculatura cutânea, mas, também pode ser causado pelo uso prolongado e inapropriado de esteroides tópicos fortes.

Em geral, a localização da dor pela paciente inclui uma área em formato de ferradura envolvendo o períneo, introito vaginal e a região inferior dos grandes lábios bilateralmente. Pode haver irradiação para a região inguinal e para região interna das pernas. Em algumas pacientes, o desconforto é unilateral ou pode estar localizado em um pequeno ponto, geralmente na superfície dos pequenos lábios. Em algumas pacientes, a região do clitóris é a área sensibilizada pela dor.

Acreditamos que as pacientes com este problema tenham dor neuropática. A causa ainda não é bem compreendida.

Manejo

Terapia Médica

A medicação oral pode ser eficaz para o alívio da dor, como em outras formas de dor neuropática. As medicações mais eficazes incluem:

- Antidepressivos tricíclicos: 10-50 mg de amitriptilina ou nortriptilina, uso à noite. Consideramos a amitriptilina mais eficaz, mas a nortriptilina é melhor tolerada.
- Doxepina, 10-30 mg, uso à noite, pode ser empregada em pacientes cuja queixa principal seja prurido.
- Gabapentina, dose inicial de 100 mg, uso à noite, aumentando gradativamente a dose para 100 mg duas vezes ao dia até a dose de 600 mg três vezes ao dia. O aumento da dose deve ser feito de acordo com a resposta clínica.
- Pregabalina, dose inicial de 75 mg, uso à noite, aumentando gradualmente para 75 mg duas vezes ao dia. Se a droga for bem tolerada, pode-se aumentar a dose gradualmente até 300 mg duas vezes ao dia, dependendo da resposta.

Em nossa experiência, os antidepressivos tricíclicos são os mais eficazes. O início do tratamento com antidepressivos tricíclicos deve ser feito com uma dose muito baixa de 5 mg à noite, aumentando a dose gradualmente para reduzir o risco de efeitos colaterais. É importante informar sobre os efeitos colaterais e esclarecer que em geral são transitórios. O uso de doses mais altas, que ultrapassam a tolerância da paciente não devem ser usadas. Embora muitos textos recomendem o uso de doses altas de tricíclicos, em nossa experiência, se o fármaco não funciona com uma baixa dose baixa é improvável que funcione melhor com o aumento da dose e os efeitos colaterais rapidamente se tornam intoleráveis.

Os efeitos colaterais incluem tontura, desorientação, boca seca, visão embaçada, constipação, hipotensão e defeitos de condução causando palpitações. Esses medicamentos não devem ser usados em pacientes com glaucoma de ângulo fechado.

O preconceito em relação ao uso de antidepressivos muitas vezes interfere com a adesão e com frequência as pacientes fazem a seguinte afirmação: "Não quero ficar viciada em comprimidos". É importante explicar o uso do medicamento, não como um fármaco antidepressivo, mas pela ação analgésica, e mencionar que estes fármacos também são usados para tratamento da enxaqueca e de neuropatias periféricas. Em geral, o nível de preocupação relacionado à ingestão deste tipo de medicamento, é alto e o aparecimento de qualquer efeito colateral poderá levar a interrupção do tratamento rapidamente. As pacientes precisam ser encorajadas a não desistir, visto que as duas semanas iniciais geralmente são as mais difíceis.

O uso de gabapentina e pregabalina pode ser associado a doses baixas de tricíclicos.

Se um medicamento é eficaz, a melhora dos sintomas pode ser percebida facilmente. No entanto, quando a resposta é menor o resultado benéfico pode demorar de 4-6 semanas para ser notado. Nestes casos, deve ser feito o aumento gradual da dose até a eliminação da dor. Este processo pode ser longo com duração de até 1 ano, embora algumas pacientes possam apresentar uma melhora muito rápida. Após o alívio da dor, a medicação pode ser mantida indefinidamente, se necessário, e uma tentativa de redução da dose pode ser feita.

Até a data da redação deste capítulo, não encontramos evidências que justifiquem o uso de agentes neuromoduladores tópicos. A amitriptilina aplicada topicamente é um anestésico local, mas apresenta um potencial muito maior para efeitos colaterais do que a xilocaína. Um dos mecanismos de ação das drogas neuromoduladoras ocorre sobre a função neurológica da medula espinal e os agentes tópicos não atingem a medula. Além disso, o uso de agentes tópicos pode causar reações de hipersensibilidade, e são caros.

Exercício

O repouso é um componente importante no tratamento desta condição. As pacientes geralmente se tornam mais ativas com a melhora de seus sintomas e isto pode provocar uma piora do quadro de dor.

No entanto, a realização de exercícios cuidadosamente supervisionados, para fortalecimento da região lombar e perda de peso, podem fazer uma grande diferença e, eventualmente, possibilitar a interrupção da medicação. Recomendamos exercícios para as pacientes jovens que estejam em boas condições de saúde, particularmente com a ajuda de um fisioterapeuta.

O excesso de exercícios pode em alguns casos causar uma hipertonia do assoalho pélvico. Nesta situação, pode ser necessário reduzir a carga dos exercícios para melhorar os sintomas de dor vulvar.

Medicina Alternativa, Aconselhamento e Informações

Algumas pacientes parecem se beneficiar da acupuntura e da quiropraxia e em alguns casos o aconselhamento é benéfico, principalmente se o terapeuta tem experiência no controle de dor crônica.

Às vezes, apenas o aconselhamento com informações sobre a situação é suficiente e nos casos de dor leve muitas pacientes preferem não usar medicamentos.

Atualmente a dor vulvar neuropática é mais reconhecida do que era no passado, e a dor neuropática em geral está recebendo mais atenção na literatura médica. As pacientes com dor vulvar crônica e exame normal não devem ser dispensadas. E nos casos em que existe uma lesão cutânea e o resultado do tratamento tópico não é eficaz dentro de em um período de tempo razoável, deve-se considerar a possibilidade de dor neuropática.

Dor Referida

O suprimento nervoso da vulva se origina nas raízes nervosas de L1-L2 e S2-S4 (ver Figura 8.1) através dos nervos pudendo e genitofemoral. A compressão ou a lesão desses nervos pode resultar em dor referida para a vulva, similar à dor ciática.

Apresentação

Pode haver uma sobreposição entre dor referida e dor neuropática, mas no caso de dor referida, esta em geral é bem localizada, unilateral ou mais acentuada em um lado do que em outro. A dor pode ser aguda, de início súbito, pode-se apresentar como uma sensação de choque elétrico, punhalada ou pode ser espasmódica. A paciente é geralmente muito mais jovem e pode manifestar a doença no início da terceira década de vida. Muitas vezes, podemos identificar na história um fator desencadeador do tipo gatilho.

Anamnese

A anamnese pode fornecer um histórico de dorsalgia ou ciatalgia ou pode haver um histórico de lesão da coluna por levantamento de peso, por queda de um cavalo, por acidente de esqui ou de carro ou uma queda sobre a cóccix. Episódios de dor vulvar podem estar associados à dor lombar.

Geralmente, este tipo de dor também se apresenta em queimação, exatamente igual à dor neuropática.

Manejo

É importante descartar uma patologia da medula espinal, embora não seja um achado frequente. O manejo dos distúrbios anorretais deve ser feito, pois podem exacerbar a hipertonicidade muscular da região vulvovaginal.

O controle deste tipo de dor é, idealmente, feito por um fisioterapeuta especializado em pelve e coluna. O uso de fármacos neuromoduladores podem ser necessários. Medidas gerais, como modificação do estilo de vida e perda de peso, irão ajudar.

O Papel da Fisioterapia na Dor Vulvovaginal Não Lesional

Fisioterapia é um elemento essencial do tratamento de muitas pacientes com dor vulvar não lesional. Muitas pacientes apresentam uma disfunção neuromuscular localizada em outra área e o sucesso do tratamento depende do manejo dessa disfunção com redução da sensibilidade do corno dorsal. O papel da fisioterapia representa uma alternativa ao uso de medicação ou a possibilidade de interrupção da medicação. A fisioterapia tem alto nível de aceitação pelas pacientes, e o suporte psicológico do fisioterapeuta não deve ser subestimado. A fisioterapia pode ser recomendada para pacientes jovens e que estejam se sentindo bem para realizar a fisioterapia.

O histórico fisioterapêutico é similar ao histórico médico. O exame físico está centrado na avaliação dos componentes musculoesqueléticos da coluna, da pelve e dos membros inferiores. Pode ser necessária mais do que uma consulta para realizar uma avaliação completa, pois muitas vezes o alto nível de ansiedade e medo neste grupo de pacientes interfere no exame.

O tônus de repouso, os pontos desencadeadores e a graduação da dor do assoalho pélvico, quadril e músculos da medula espinal são aspectos relevantes na avaliação, bem como a presença ou ausência de prolapso ou de algum defeito da fáscia.

Uma avaliação musculoesquelética mais generalizada deve ser realizada, incluindo a avaliação da marcha e da postura, tônus muscular geral e padrão respiratório. O exame específico da coluna lombar e da cintura pélvica e a identificação de pontos de gatilho para dor no abdome, no quadril, na região glútea e na coluna.

Manejo Fisioterápico

Educação é um primeiro passo importante. É essencial fornecer uma explicação clara das possíveis causas da dor e da natureza da dor crônica. Modificação de hábitos comportamentais do estilo de vida, como correção da postura, cuidados com a coluna, hábitos vesicais e intestinais adequados, higiene vulvar, exclusão de fatores agravantes, redução do estresse e incorporação de exercícios apropriados e atividades/técnicas de relaxamento na via cotidiana, é importante.

Técnicas físicas têm como objetivo aumentar a consciência e a propriocepção, normalizar o tônus, melhorar a discriminação e o relaxamento muscular, dessensibilizar e aumentar a elasticidade tecidual, e reduzir o medo de penetração vaginal. As técnicas podem incluir massagem miofascial e liberação dos pontos de gatilho da dor. O uso de dilatadores vaginais pode ser empregado durante as sessões e como parte do programa domiciliar da paciente. Após a normalização do tônus muscular de repouso do assoalho pélvico, é necessário direcionar a atenção para os exercícios de força, resistência, coordenação e sincronismo desses músculos.

O tratamento das disfunções da coluna lombar e da articulação sacroilíaca, por meio de mobilização das articulações articular e técnicas de energia muscular, é geralmente necessário.

Transtorno Somatoforme

Até recentemente, a origem dos sintomas vulvares era considerada principalmente psicológica. Em nossa prática, esta é uma causa incomum de dor vulvar crônica.

As pacientes com dor psicogênica representam um grupo de diagnóstico muito difícil e, em muitos casos, impossível de tratar. É necessária experiência para reconhecer esta condição e em geral é um diagnóstico de exclusão.

Apresentação

A queixa é de dor constante, geralmente em queimação, que não se encaixa facilmente nos padrões de dor física. A descrição da dor é bizarra e pode mudar a cada consulta. A dor não está localizada somente na vulva e pode se apresentar de forma generalizada, envolvendo todo o corpo.

Pacientes com dor psicogênica raramente vêm sozinhas para a consulta. Elas são trazidas por parentes que estão desesperados para acabar com o sofrimento que a paciente causa aos outros membros da família. Geralmente, várias consultas já foram feitas e existe um sentimento de frustração e raiva. Quando vêm sozinhas, elas em geral referem que seus familiares insistiram com a consulta.

Exame

Em geral, são pacientes pouco cooperativas com o exame. Nestes casos, a experiência da dor representa uma manifestação de uma enfermidade psiquiátrica subjacente. Elas podem ter um transtorno de conversão ou podem ser simuladoras com ganho secundário e manipulam com seu problema as pessoas ao redor, particularmente seus parentes. Pacientes simuladores não desejam se recuperar, visto que a dor é uma forma de satisfazer suas necessidades. São seus parentes que desejam a cura.

Por esta razão, esta é uma situação muito difícil de tratar. A ajuda através de tratamento psiquiátrica está indicada, mas geralmente as pacientes não aceitam esta recomendação. Em geral, a própria paciente faz seu diagnóstico e quando isto não e aceito pelo médico, elas buscam ajuda em outro lugar.

Podemos, ocasionalmente, encontrar pacientes com este tipo de dor e envolvidas em um processo judicial para processar uma pessoa que elas acham ser a responsável pela dor. Algumas vezes ocorre melhora após a resolução do processo judicial.

Manejo

A abordagem que usamos inclui a orientação dos parentes para lidarem com está condição. Interromper o processo de ganho secundário é benéfico para todos. Infelizmente, existe um envolvimento dos parentes, que em geral atuam de forma inconsciente, sendo necessário paciência e persistência para que compreendam a verdadeira natureza da enfermidade.

Abuso Sexual

Muitos estudos têm mostrado que 20-25% das mulheres apresentam uma lembrança de terem sido sexualmente abusadas quando crianças ou adolescentes. Foi demonstrado uma associação entre o abuso sexual e o risco vitalício de doença psiquiátrica e de sintomas somatoformes, de abuso de drogas, de fobia, de depressão e de síndrome do pânico. O abuso sexual infantil foi correlacionado com a dor pélvica crônica, mas não está claro o seu papel no desenvolvimento de dispareunia.

O abuso sexual infantil é um termo amplo, que inclui qualquer exposição a atos sexuais e nem sempre significa penetração, particularmente em crianças pequenas. O abuso sexual infantil ocorre em todos os países e classes sociais, e geralmente as crianças conhecem e confiam nos agressores.

O abuso sexual pode ser uma causa de dispareunia vaginal, mas esta questão só deve ser mencionada durante a anamnese, depois de estabelecida uma relação de confiança médico-paciente. Muitas pacientes não admitem o fato e não querem falar sobre o assunto e em muitos casos não lembram o que aconteceu, portanto, o questionamento sobre abuso sexual infantil é intrinsecamente problemático. É importante considerar que uma resposta afirmativa pode não ser a causa da dispareunia.

Nos casos de dor vulvar não lesional, em que o estímulo que causa a dor não é de origem sexual, o questionamento sobre abuso sexual infantil pode alarmar ou simplesmente aborrecer o paciente, sem contribuir para o manejo da situação. Recomendamos a investigação de abuso sexual somente quando as outras causas foram excluídas.

Doença Vulvar e Transtorno Obsessivo Compulsivo (TOC)

As pacientes com estado depressivo podem apresentar sintomas de dor como uma manifestação da depressão. Este tipo de dor pode se apresentar apenas como uma dor psicogênica, mas o cenário mais comum é o de uma paciente com um distúrbio vulvar leve, que suporta mal esta situação em razão de uma doença depressiva concomitante.

Nesses casos, os sintomas de uma condição física leve, são agravados e se manifestam com dor intensa e muitas vezes as pacientes descrevem um estado de "agonia". Esta é uma característica do sentimento "catastrófico", que pode ocorrer nos estados depressivos.

Pacientes com transtorno obsessivo-compulsivo podem ter muita dificuldade para lidar com os distúrbios da vulva. Rituais de higiene podem aumentar o processo irritativo da pele. Essas pacientes podem se tornar irracionalmente focadas em uma infecção, particularmente no herpes genital, e podem sentir muita dificuldade para a aplicação de cremes ou inserção de absorventes internos.

Pode haver uma insistência exagerada para o uso de absorventes ou protetores íntimos diários com a intenção de se manterem "limpas" e isto pode agravar o problema cutâneo e pode se estabelecer um ciclo vicioso. Não é de estranhar que ocorra um agravamento do estado de ansiedade e de depressão.

Apresentação

Essas pacientes se diferenciam daquelas com um transtorno somatoforme, pois não apresentam um quadro de irritabilidade, mas sim um quadro de tristeza e ansiedade. Em geral, são receptivas à sugestão de ajuda psiquiátrica e medicamentos antidepressivos, mesmo que não tenham percebido sua condição.

Os distúrbios crônicos da vulva com evolução prolongada, podem desencadear um estado depressivo, principalmente se a dor faz parte da sintomatologia. Nessa situação, a depressão pode exacerbar os sintomas de dor. Para muitas pacientes, é muito difícil aceitar o conceito de manejo a longo prazo de uma condição que não pode ser curada.

Há pacientes em que o prognóstico não deve ser revelado. Este grupo apresenta dispareunia primária e nunca foram capazes de inserir nada na vagina sem dor grave. Apresentam sentimentos de irritabilidade, frustração e ressentimento. Já fizeram várias consultas com diversos médicos, sem alcançar uma melhora. O quadro é crônico com evolução por muitos anos, o tratamento com fisioterapia não foi eficaz e existe um sentimento de algum propósito do distúrbio em suas vidas, ainda que disfuncional.

É interessante observar que muitas vezes o parceiro as apoiam e as acompanham nas várias consultas médicas. Neste grupo difícil de tratar, a possibilidade de um transtorno somatoforme (ver anteriormente) deve ser considerada. No entanto, isto não é fácil de ser comprovado. É possível que estas pacientes se beneficiem mais de um relacionamento longo, solidário e terapêutico com um médico.

Tratamento Cirúrgico da Dor Vulvar

Existem três abordagens cirúrgicas defendidas na literatura médica:

- Procedimento de Fenton: incisão dos músculos superficiais da região posterior do introito vaginal com o objetivo de aumentar suas dimensões
- Vestibulectomia: excisão da área sensível do introito vaginal com desbridamento da mucosa da parede vaginal para recobrir a área
- Aplicação de toxina botulínica intralesional

O procedimento de Fenton é um tratamento cirúrgico muito antigo, com base na hipótese de rigidez dos músculos da região do introito vaginal pode ser resolvida cirurgicamente. No caso de fissuras persistentes, a excisão pode ser uma solução, quando todos os outros tratamentos tenham fracassado. Entretanto, não vemos essa cirurgia como uma solução para contratura muscular.

A base racional para a indicação de vestibulectomia está na condição de ausência de sensibilidade à dor nas paredes internas da vagina, e a substituição pelo tecido que recobre as paredes vaginais poderia eliminar o estímulo que ativa o espasmo muscular. Os defensores deste procedimento referem um resultado benéfico alto, quando todos os outros tratamentos fracassaram. No entanto, estes estudos incluíram casos de "vulvodínia" sem uma classificação adicional e a população avaliada era muito heterogênea. Este procedimento nunca não foi necessário em nossa experiência. Nossa opinião é de que a vestibulectomia pode não ser necessária quando um diagnóstico preciso resulta em tratamentos eficazes (não cirúrgicos).

A toxina botulínica intralesional é usada para paralisar temporariamente os músculos elevadores do ânus hipertônicos. Isto pode ser muito benéfico nos casos em que a hipertonia sintomática não responde à fisioterapia. Representa uma "janela de oportunidade" de três meses para melhorar a eficácia dos exercícios. Os efeitos colaterais incluem a possibilidade de incontinência urinária e fecal e o custo não é desprezível. O papel da toxina botulínica ainda não foi estabelecido e, neste estágio, não a consideramos uma alternativa, mas sim um tratamento adjuvante.

Diagnosticando a dor vulvar

- *Realize* uma anamnese detalhada para determinar
  - A natureza e o momento da dor
  - A associação da dor apenas com o intercurso sexual ou com outras situações
- Examine a paciente para avaliar
  - A presença de uma lesão, fissura ou erupção
  - A normalidade vulva
- Investigações
  - Realize um *swab* da região inferior da vagina em todos os casos
  - Se necessário, realize uma biópsia
- Realize o tratamento das alterações encontradas
- Se o aspecto da vulva é de normalidade e os *swabs* são negativos, é provável que a paciente se encaixe em um dos seguintes grupos
  - Hiperalgesia do introito vaginal: dor apenas com o intercurso
  - Dor neuropática: sensação de queimação bilateral constante
  - Dor referida: dor em queimação, mais pronunciada de um lado, histórico de lesão de coluna
  - Transtorno somatoforme: histórico e estado emocional bizarro

Agradecimento

Gostaríamos de agradecer o Dr. Newman L. Harris, MBBS MMed (Controle da Dor) FRANZCP FFP-MANZCA, Especialista em Medicina da Dor e Consultor Psiquiátrico, *University of Sydney Pain Management and Research Centre, Royal North Shore Hospital*, St Leonards, NSW, Austrália, e Tracey Cragg, B. Sc, Grad. Dip. Phty, M.A.PA., Fisioterapeuta Sênior em Saúde da Mulher, *Royal North Shore Hospital*, St Leonards, NSW, Austrália, pela ajuda na preparação deste capítulo.

Abreviações

ISSVD - International Society for the Study of Vulvar Disease

Leituras Sugeridas

Damsted-Petersen, C., Boyer, S. C. and Pukall, C. F. (2009). Current perspectives in vulvodynia. *Women's Health*, **5**, 423–36.

Fischer, G. (2004). Management of vulvar pain. *Dermatologic Therapy*, **17**, 134–49.

Harris V, Fischer G, Bradford J. (2017) The Aetiology of Chronic Vulval Pain and Dyspareunia. Aust. *NZ J Obstet Gynaecol*, **57**: 446-451.

Helme, R. (2014). Pharmacological management of neuropathic pain. *Pain Management Today*, **1**, 18–22.

Ponte, M., Klemperer, E., Sahay, A. and Chren, M. M. (2009). Effects of vulvodynia on quality of life. *Journal of the American Academy of Dermatology*, **60**, 70–6.

Capítulo 9

Distúrbios da Vulva em Crianças

Quando uma menina pré-púbere apresenta uma erupção vulvar pruriginosa ou dolorosa, geralmente supõe-se que ela tenha candidíase ou infecção do trato urinário. Falta de higiene ou abuso sexual também podem ser considerados. Mas, em geral, nenhuma destas condições é, de fato, a causa do distúrbio.

A candidíase não ocorre em meninas pré-púberes, as infecções do trato urinário não provocam erupções, isto somente pode acontecer nos casos de incontinência urinária prolongada, o abuso sexual em crianças raramente tem sinais físicos, e é mais provável que a higiene excessiva provoque uma erupção do que a falta de higiene.

A doença vulvar em crianças é menos comum do que em adultos e, embora muitas das doenças vulvares que afetam os adultos também afetem crianças, existem algumas diferenças importantes entre os dois grupos. As dermatoses crônicas mais comuns em adultos e crianças incluem a dermatite, a psoríase e o líquen escleroso. No entanto, a candidíase aguda, recorrente e crônica, muito frequente em mulheres adultas, não é observada na vulva e vagina menos estrogênica das crianças.

Marcas de nascença na vulva, especialmente os hemangiomas, são achados importantes em crianças, mas em adultos essas marcas regrediram há muito tempo ou o diagnóstico já foi confirmado. A fusão dos pequenos lábios é uma condição autolimitada em crianças pequenas, mas em adultos é uma manifestação do líquen escleroso ou do líquen plano grave.

A vaginite infecciosa é rara em crianças. A vulvovaginite por estreptococo β-hemolítico do grupo A é uma doença que ocorre em crianças, mas em adultos é encontrada esporadicamente.

O abuso sexual deve ser considerado sempre em crianças com algum distúrbio genital, mas raramente é uma causa de doença vulvar.

Publicações mais antigas descreviam uma teoria associando a falta de estrogênio em crianças com a doença vulvar pediátrica. As evidências não confirmam esta teoria. A incidência de doença cutânea vulvar em crianças é muito menor do que em adultos, demonstrando menor risco de distúrbios de vulva na infância. Portanto, o uso de cremes contendo estrogênio como teste terapêutico não tem qualquer fundamento. Além disso, os cremes de estrogênio podem provocar uma reação irritante intensa em crianças.

O ambiente vaginal com níveis baixos de estrogênio na criança é fisiológico, não patológico. Na verdade, o aumento dos níveis de estrogênio em mulheres adultas predispõe à vaginite, particularmente a candidíase.

Outra pressuposição comum é de que a doença vulvar em crianças ocorre e razão da falta de higiene e contaminação fecal. Esta é uma afirmação superficial, não confirmada, que banaliza e estigmatiza este problema. Em geral, o que de fato ocorre é o excesso de higiene provocado pela preocupação das mães de meninas pequenas.

Os pais normalmente vêm a consulta apresentando alto grau de ansiedade e com uma atitude defensiva. Eles se sentem envergonhados, constrangidos, preocupados com uma anormalidade da criança e frustrados com o tratamento ineficaz. Existe o medo de abuso infantil e os pais sentem-se mortificados porque sua filha veio da escola com um recado relatando o hábito de coçar.

Quais São as Causas de Erupções Pruriginosas em Crianças Pré-Púberes?

As causas comuns de erupções cutâneas da vulva incluem as dermatoses usuais da faixa etária pré-púbere: dermatite e psoríase e um distúrbio mais raro: o líquen escleroso.

Dermatite

Em geral, adultos e crianças que apresentam dermatite vulvar apresentam atopias.

A pele vulvar de bebês é extremamente resistente à doença, mesmo usando fraldas. Os bebês que sofrem de dermatite atópica raramente apresentam sinais de dermatite na pele bem hidratada sob a fralda, e as primeiras manifestações da dermatite vulvar ocorrem mais tarde, quando a criança não está mais usando fraldas.

A resistência da pele genital parece ser perdida em crianças mais velhas e pode ser observada dermatite irritativa causada pelo uso de fraldas em casos de enurese, similar à que se observa em adultos incontinentes que usam absorventes.

A dermatite irritativa de contato pode ocorrer pelo contato com as fezes, sendo visto nos casos de crianças com diarreia ou constipação crônica e perda de material fecal.

A higiene da região vulvar pode não ser adequada em crianças que tomam banho de chuveiro em vez de banheira. No entanto, as causas mais comuns de dermatite irritativa de contato em crianças são o uso excessivo de sabão e sais de banho, o uso de *shampoo* na banheira, a natação em piscinas cloradas e o uso de roupas oclusivas, geralmente de balé ou de ginástica.

Um processo irritativo causado pelo uso excessivo de medicamentos tópicos e produtos perfumados é muito comum em adultos, mas menos frequente em crianças, principalmente porque estão menos expostas a estes produtos. No entanto, podemos encontrar crianças com sintomas vulvares em tratamento com cremes antifúngicos, que são inapropriados e que, geralmente, causam irritação.

Apresentação

A dermatite vulvar se manifesta com prurido e um quadro de erupção intermitente, geralmente precipitada pelo contato com irritantes. O ato de coçar da criança geralmente é uma fonte de constrangimento para seus pais e causa uma atenção indesejada na escola. É comum que crianças com prurido vulvar acordem à noite angustiadas, com terrores noturnos.

Exame

Os achados no exame físico são discretos e os pais podem ter dificuldade para convencer o médico sobre a alteração. Na inspeção minuciosa podemos observar um eritema leve com escamas e uma discreta rugosidade dos grandes lábios, com eritema e descamação mais intensa nos pequenos lábios. A descamação pode se acumular nas roupas íntimas da criança e ser erroneamente interpretada como um corrimento vaginal. Nos casos mais graves, a erupção pode se estender para as áreas inguinais e nádegas. Pode ocorrer superinfecção com *Staphylococcus aureus* na pele, mas não há vaginite, e os *swabs* vaginais e a uroculturas são negativas.

Diagnóstico

Uma coleta de *swab* cutâneo deve ser feita na suspeita de superinfecção. Os *swabs* vaginais não são necessários em meninas pré-menarca. Deve-se coletar uma amostra de jato médio de urina para descartar uma infecção do trato urinário, caso sintomas urinários estejam presentes.

Manejo

O tratamento de dermatite vulvar é fácil se uma modificação das condições ambientais for implementada.

Portanto, o primeiro passo no tratamento de dermatite é a modificação das condições ambientais. Para as meninas é aconselhável o banho de banheira, em vez de chuveiro. Sabão e sais de banho não devem ser usados, mas óleo de banho sim. Se a criança toma banho de chuveiro, um substituto de sabão deve ser usado e os pais precisam fiscalizar a higienização dos lábios vaginais. O *shampoo* deve ser enxaguado depois que a criança sai do banho, ou deve-se usar um sabão para substituir o *shampoo*.

As crianças que praticam ginástica, balé ou qualquer outra atividade física, que envolve o uso de roupas justas de *lycra*, devem trocar este tipo de vestuário por roupas largas de algodão. Até o uso de meia-calça de náilon, usada como parte do uniforme escolar, deve ser evitado, e uma carta enviada à escola com orientações fornecidas pelo médico pode ser necessária. Algumas atividades recreativas que envolvem o contato com um assento também podem ser muito irritantes.

O uso de roupas íntimas folgadas de algodão é ideal, e as calcinhas, particularmente as de náilon, devem ser evitadas à noite.

Se a criança tem aulas de natação em uma piscina clorada aquecida, lembre-se de que a água clorada pode ser um irritante poderoso. A aplicação de parafina em pasta branca ou creme de zinco antes da natação é útil. A roupa de natação deve ser retirada logo após a aula e um banho de chuveiro deve ser feito antes de ir para casa.

Nos casos de incontinência, com enurese ou constipação com escape de material fecal, essa questão precisa ser abordada. Os pais nem sempre mencionam o problema por constrangimento, e o médico deve perguntar. O uso de fraldas noturnas deve ser questionado, pois muitas crianças chegam para consulta usando calcinhas, mas ainda usam fraldas à noite. O uso de fraldas deve ser evitado, se possível. Uma anamnese dirigida investigando estas questões é muito importante. Os pais nem sempre fazem uma conexão entre a incontinência e a irritação vulvar.

O uso de preparações tópicas de venda livre também deve ser perguntado. Os cremes antifúngicos são uma causa de dermatite irritativa de contato e o seu uso é particularmente inapropriado na infância onde os níveis de estrogênio vaginal são baixos. Frequentemente, muitos produtos caseiros e medicamentos de venda livre já foram usados quando a paciente é levada ao consultório. Novamente, estas informações podem não ser fornecidas voluntariamente, visto que os pais consideram apenas como um tratamento malsucedido e não um problema potencial. Pergunte sobre produtos perfumados, como papel higiênico e, particularmente, o uso de lenços umedecidos contendo metilisotiazolinona. Peça aos pais para interromper o uso desses produtos. Látex também pode ser um problema, visto que alguns pais, inadvertidamente, sensibilizam suas filhas quando trocam as fraldas usando luvas de látex.

Tratamento Específico

A maioria dos casos de dermatite vulvar responde à hidrocortisona 1%, desde que modificações das condições ambientais também sejam realizadas. O uso de pomada é preferível aos cremes, que podem causar sensação de fisgadas na pele. Se a dermatite é grave, um corticosteroide tópico não fluorado mais potente pode ser usado por uma ou duas semanas.

Algumas preparações de corticosteroides tópicas, particularmente o furoato de mometasona, podem causar sensação de fisgadas na vulva e nestes casos devem ser evitadas. Embora os adultos possam suportar este efeito colateral, as crianças raramente conseguem. Após a melhora do quadro de erupção, se um corticosteroide mais potente foi usado, é possível reduzir sua potência para hidrocortisona 1%. Caso isto não seja possível, um diagnóstico alternativo deve ser considerado.

Em geral, os pais ficam muito apreensivos com o uso de corticosteroides tópicos, especialmente na vulva de suas filhas, pois estão preocupados com o risco de que as preparações podem afinar a pele. O tratamento é muito seguro e o aconselhamento com informações tranquilizadoras sobre as objeções é importante. Além disso, convém avisar que, possivelmente, o farmacêutico, o naturopata e parentes bem-intencionados podem recomendar precaução com relação ao uso dessas preparações.

Em resumo, recomendamos o seguinte:

- Evitar sabão e sais de banho
- Lavar o cabelo com *shampoo* no chuveiro, não na banheira
- Tomar banho após as aulas de natação, e não ir para casa com a roupa de natação
- Evitar lenços umedecidos e papel higiênico perfumado
- Evitar, se possível, o uso de fralda noturna ou fralda-calça
- Ficar atento à ocorrência de constipação com escape de material fecal e micção disfuncional
- Evitar roupas de balé de náilon e roupas similares em outras atividades
- Perguntar-se sobre atividades esportivas como ciclismo, equitação e balé, que podem causar irritação na vulva
- Evitar meia-calça de náilon no inverno
- Usar calcinhas de algodão
- Não usar calcinhas para dormir
- Nunca usar cremes antifúngicos
- Usar um hidratante simples não perfumado todos os dias

O uso de antibióticos está indicado nos casos em que o *swab* cutâneo mostra infecção, geralmente por *S. aureus*. O uso de penicilina, cefalexina ou, para aquelas alérgicas à primeira, um antibiótico como a eritromicina está indicado nos casos de cultura positiva para *Streptococcus* β-hemolítico desde que o microrganismo seja sensível a um destes antibióticos.

Psoríase

Embora a idade clássica de início da psoríase seja no início da vida adulta, a psoríase em crianças não é incomum. No grupo de crianças com doença vulvar, a psoríase é uma causa muito comum de erupções pruriginosas de vulva e de região pruriginosas perianal.

Apresentação

Em bebês, a psoríase pode-se apresentar pela primeira vez como um quadro persistente de erupção das fraldas. Nesta idade, as lesões apresentam uma borda bem demarcada e envolvimento das pregas inguinais, mas as escamas típicas da psoríase não são observadas. Em geral, a erupção da psoríase, diferindo da erupção das fraldas, não responde bem ao tratamento tópico com hidrocortisona 1%.

A forma de apresentação da psoríase em crianças mais velhas é mais típica, as lesões se caracterizam por placas eritematosas, bem delimitadas, pruriginosas e simétricas. As escamas não estão presentes. A vulva, períneo, área perianal e, geralmente, a fenda glútea podem estar envolvidos. Em crianças mais velhas, a hidrocortisona 1% também é ineficaz.

O diagnóstico de psoríase que se manifesta somente na vulva é difícil, a não ser que estejam presentes outras manifestações da doença. É importante avaliar o histórico de dermatite seborreica do couro cabeludo (caspa) ou de dermatite das fraldas resistente ao manejo, a presença de depressão ungueal, de erupções atrás do pavilhão auricular e no couro cabeludo e a história familiar.

Manejo

O tratamento da psoríase vulvar é mais difícil do que o tratamento da dermatite vulvar. Embora a modificação das condições do ambiente, descrita acima seja essencial, um corticosteroide tópico mais potente geralmente é necessário para aliviar o prurido.

Embora alguns casos respondam à hidrocortisona 1%, não é incomum a necessidade de usar corticosteroides mais potentes e, ocasionalmente, cremes de alcatrão. Nesta situação, o encaminhamento a um dermatologista é recomendado.

Geralmente iniciamos o tratamento com uma pomada corticosteroide de potência média (de preferência não fluorada), aplicada à noite até o alívio do prurido. Em seguida, acrescentamos um creme de alcatrão fraco, 2% LPC (liquor *picis carbonis*) em uma base emoliente espessa, que deve ser usado todos os dias e reduzimos gradativamente a potência do corticosteroide tópico até a hidrocortisona 1%.

A redução gradativa da potência do corticosteroide é feita inicialmente alternando as preparações menos potentes e mais potentes e gradualmente aumentando o uso de preparações menos e reduzindo as mais potentes.

Muitas crianças respondem bem ao uso do creme de alcatrão. Se o uso deste creme não for tolerado, em decorrência da sensação de fisgadas na pele, introduzimos a pomada de calcipotriol 0,05% para controle a longo prazo. Se esta também for problemática, o uso de um emoliente oleoso geralmente é suficiente.

Líquen Escleroso

O líquen escleroso pode ocorrer em qualquer idade, e no grupo de crianças com doença vulvar, aproximadamente 10% delas apresentam líquen escleroso.

Apresentação

O líquen escleroso pode ocorrer em qualquer estágio da infância, mas a idade média é de 5-7 anos. É raro, e comumente há um atraso de pelo menos 1 anos no diagnóstico. Meninas com líquen escleroso tendem a apresentar sintomas mais complexos do que adultos. O prurido nem sempre é um aspecto proeminente, e dor, disúria, sangramento e constipação crônica podem ocorrer. Devido a estes sintomas, muitas vezes a investigação é dirigida para avaliação do trato intestinal e urinário e, ocasionalmente, as meninas são encaminhadas para unidades de proteção à infância.

A apresentação clínica é de uma placa branca bem demarcada, com uma superfície rugosa e áreas de telangiectasia. As fissuras são comuns, causando sangramento eventuais.

A distribuição típica é de uma placa em figura de oito circundando a vagina e o ânus, mas qualquer padrão de distribuição pode ser visto na vulva, períneo ou área perianal. As lesões não atingem a vagina e o envolvimento extragenital é muito raro em crianças. A inspeção cuidadosa com afastamento dos grandes lábios muitas vezes é necessária para conseguir observar as lesões de líquen escleroso.

A atrofia e o apagamento dos pequenos lábios e clitóris e a formação de sinéquias pode ocorrer em crianças também.

A suspeita de abuso sexual em crianças com líquen escleroso é comum. Esta suspeita se deve ao aspecto pouco comum da erupção, particularmente quando aparecem lesões purpúricas ou hemorrágicas. É importante que os médicos reconheçam este distúrbio cutâneo. A presença de líquen, evidentemente, não descarta o abuso, mas a doença por si só não é uma causa para se suspeitar de abuso.

Manejo

O manejo do líquen escleroso em crianças é similar ao dos adultos, começando com um corticosteroide tópico superpotente e gradualmente reduzindo para a menor potência sem comprometer o controle a longo prazo (ver Capítulo 4).

Em geral, os pais ficam preocupados com o uso desses produtos na vulva e, frequentemente, o farmacêutico também corrobora esta preocupação. É necessário reassegurar aos pais sobre a segurança do tratamento e alertar para a possibilidade de o farmacêutico manifestar objeções. Salientamos a importância de, efetivamente, fazer o tratamento, para aliviar os sintomas e prevenir a perda da estrutura vulvar.

Este diagnóstico pode causar um impacto emocional importante para algumas famílias que consideram devastador o conceito de que suas filhas apresentam uma condição incurável, com necessidade de tratamento vitalício da área genital. A reação inicial pode ser de raiva e negação, mas gradativamente aceitam a necessidade de tratamento. Alguns pais não se sentem à vontade para aplicar o tratamento e as atitudes parentais negativas são rapidamente percebidas por pacientes jovens. Como consequência desta atitude, a seguir ocorre recusa do tratamento e muitos pais necessitam de suporte emocional para não ceder à tentação de deixar a criança controlar o uso da medicação e conseguir impor à criança a necessidade do tratamento.

A remissão da doença na puberdade é uma suposição controversa. Evidências recentes demostram que não ocorre a remissão. Embora os sintomas possam melhorar, pode ocorrer uma progressão silenciosa e os sintomas podem recorrer na vida adulta. As adolescentes podem ficar muito constrangidas para permitir o exame da região genital. Uma relação de confiança com a criança é muito importante e ela deve ser informada desde aproximadamente 8 anos de idade, pois quando ela for mais velha precisará de exames e tratamento contínuos.

O tratamento do líquen escleroso em crianças deve ser tão agressivo quanto em adultos. Embora seja relativamente fácil aliviar os sintomas com a aplicação de corticosteroides tópicos, o objetivo ideal do manejo deve ser a preservação da arquitetura vulvar. Nossa impressão, baseada em uma revisão retrospectiva de casos, de 46 meninas com início do líquen escleroso na pré-puberdade, embasa nossa impressão de que a manutenção da pele vulvar objetivamente normal, com o uso contínuo e diário de pomada de corticosteroide, previne a obliteração do clitóris e o apagamento progressivo dos pequenos lábios. Um tratamento inadequado coloca a paciente em risco físico e também psicológico, especialmente na adolescência.

Além disso, na vida adulta, existe uma associação preocupante (cerca de 2-6%) com o carcinoma de células escamosas da vulva no líquen escleroso não tratado. Existem relatos de casos publicados em mulheres relativamente jovens que tiveram líquen escleroso desde a infância. Portanto, esta condição deve ser controlada ativamente e, de modo ideal, o acompanhamento deve ser vitalício. Encaminhamento a um dermatologista é recomendado para avaliação inicial.

Marcas de Nascença na Vulva

Marcas de nascença podem ocorrer na vulva, assim como na pele de qualquer outra parte do corpo e a sua importância na vulva se deve ao fato de que podem ser confundidas com condições mais graves.

Por exemplo, nevos pigmentados na vulva, podem levantar a suspeita de melanoma e podem ser ignorados em outros locais; enquanto nevos epidérmicos, que são raros e pouco conhecidos pelo clínico geral, podem ser confundidos com verrugas ou eczema resistente.

Hemangiomas Infantis (Nevo em Morango)

Os hemangiomas infantis representam a marca de nascença mais comum, sendo encontrados com maior frequência em meninas. Podem estar localizados na pele de qualquer parte do corpo, mas podem estar localizados na vulva e área perianal, onde apresentam aspectos especiais:

- São propensos à ulceração, que pode ser tão extensa que torna difícil identificar onde havia uma marca de nascença presente
- Podem ser confundidos com sinais de abuso sexual, particularmente se ulcerado
- Se extensos, podem estar associados a anormalidades da bexiga, intestino e coluna lombossacra

As características diagnósticas de um hemangioma infantil típico é a cor vermelha brilhante, bordas bem definidas e a idade de início, que, na maioria dos casos, é nas primeiras 4 semanas de vida. As lesões crescem por um período variável, até cerca de 4 meses de idade e depois regridem.

Manejo

Em muitos casos, nenhum controle além da tranquilização é necessário e, como os hemangiomas em outros locais do corpo, estas lesões eventualmente se resolvem espontaneamente. Sequelas graves são raras, a menos que as lesões sejam muito grandes ou ulceradas. Lesões vulvares grandes ou ulceradas podem causar morbidade grave e essas pacientes devem ser encaminhadas com urgência a um dermatologista.

Uma investigação sobre a possibilidade de abuso sexual muitas vezes é feita quando ocorre ulceração. É muito importante ouvir a opinião de um dermatologista nos casos de ulceração de um hemangioma, sem fazer uma pressuposição precipitada sobre abuso sexual.

Propranolol oral é atualmente o tratamento de escolha para hemangiomas complexos ou desfigurantes e são eficazes para promover a rápida cicatrização de lesões ulceradas. Os curativos também são importantes no tratamento da ulceração. Os β-bloqueadores tópicos também são efetivos no tratamento dos hemangiomas pequenos e planos, mas estas lesões na vulva geralmente se resolvem espontaneamente e não necessitam tratamento.

Todos os hemangiomas infantis complexos ou ulcerados devem ser encaminhados para avaliação dermatológica de urgência.

Nevos Pigmentados

Os nevos pigmentados na vulva podem ocorrer como uma lesão congênita ou podem se desenvolver em qualquer estágio da infância. As lesões congênitas podem ser maiores do que as lesões que se desenvolvem mais tarde.

Em crianças os nevos podem aparecer em qualquer idade e em qualquer parte do corpo e a vulva e a região perianal não são exceções. No entanto, o melanoma em crianças é raro e são muito poucos os relatos de melanoma vulvar infantil.

São usados os mesmos princípios que se aplicam na pele de qualquer parte do corpo: quando apresenta aspectos benignos, como simetria, cor homogênea, estabilidade no crescimento e características benignas na dermatoscopia, a lesão pode ser observada com segurança. Nevos pigmentados da vulva não apresentam um potencial maligno mais significativo do que aqueles em outro local do corpo e podem ser observados com segurança. Entretanto, os nevos *genitais* benignos podem apresentar aspectos histológicos que sugerem malignidade. Por isso, o sítio da lesão deve sempre ser especificado na amostra enviada para exame histopatológico.

Nevos Epidérmicos

Nevos epidérmicos são bastante raros e nem sempre estão presentes no nascimento. Comumente apresentam uma superfície verrucosa e se distribuem em um padrão espiral ou linear. As lesões que envolvem a vulva podem fazer parte de uma lesão maior que se estende para as pernas e nádegas.

Essas lesões podem ser muito pruriginosas, podem se expandir e se tornar mais elevadas com o tempo e, quando se tornam maiores, podem interferir com a função.

Por conta dessas características, os nevos epidérmicos podem ser confundidos com verrugas, o que levanta a suspeita de abuso infantil. Se forem pruriginosas, essas lesões podem ser confundidas com eczema resistente ao tratamento ou dermatite das fraldas.

Os nevos epidérmicos da região genital podem apresentar complicações tornando necessário sua excisão pelo menos parcial. Por exemplo, a remoção de uma lesão perianal verrucosa é a abordagem mais adequada. Ocasionalmente, o prurido resistente é aliviado apenas pela remoção da lesão.

Entretanto, se não estiverem causando problemas, a melhor abordagem é a tranquilização. Essas lesões não apresentam potencial maligno.

Infecções Vulvovaginais em Crianças

Vulvovaginite Infecciosa Aguda

Streptococcus β-hemolítico do grupo A pode causar uma erupção perianal persistente de baixo grau (dermatite estreptocócica perianal), bem como vulvovaginite aguda. Esta é a causa mais comum de vulvovaginite aguda em crianças pré-púberes. Nunca é observada em adultos, embora o mesmo microrganismo possa causar celulite vulvar em qualquer idade.

Apresentação

A vulvovaginite estreptocócica é aguda e apresenta-se na vulva e vagina como uma erupção dolorosa com eritema, edema com um corrimento mucoso leve.

Pode haver uma história de infecção prévia da orofaringe pelo mesmo microrganismo ou de dermatite perianal. Algumas vezes, a infecção é discreta, similar à doença perianal, apresentando-se como uma vulvite subaguda.

Acredita-se que a porta de entrada seja a orofaringe e que o microrganismo alcance a vagina por disseminação hematogênica.

Ocasionalmente, a infecção genital estreptocócica pode precipitar um quadro de psoríase genital e/ou perianal. Esta situação é uma armadilha, podendo ser interpretada como infecção recorrente. A coleta de um *swab* deve ser feita sempre que houver uma suspeita de recorrência e, quando negativo, o diagnóstico de psoríase deve ser considerado.

Diagnóstico

O diagnóstico é feito com facilidade pela coleta de *swabs* perianais e do introito vaginal. Não é necessário inserir o *swab* na vagina, que geralmente é traumático nas crianças, especialmente se a sensibilidade da região está aumentada.

O diagnóstico diferencial com candidíase não é necessário em crianças. As crianças pré-púberes não apresentam de candidíase vulvovaginal. Nos casos de infecção estreptocócica recorrente, a possibilidade de um corpo estranho intravaginal ou de uma condição de colonização da faringe deve ser considerada.

Todos os casos de vulvite aguda em crianças são uma indicação de vulvovaginite estreptocócica e não de candidíase aguda.

Manejo

Após a coleta de *swabs*, deve-se iniciar o tratamento com penicilina oral ou cefalexina nos casos de alergia à penicilina. Outros antibióticos são usados com base na sensibilidade da cultura. O ciclo do tratamento deve durar 10 dias para evitar a recidiva, que pode ocorrer. Alguns estudos demonstraram que o uso concomitante de mupirocina tópica, duas vezes por dia, reduz o risco de recidiva.

No passado, o *Haemophilus influenzae* era uma causa frequente de vulvovaginite pediátrica aguda. Isto agora é raro em razão da imunização.

Foliculite Estafilocócica e Impetigo

A foliculite estafilocócica é comum na região das nádegas de crianças, particularmente naquelas com eczema e que ainda usam fraldas noturnas. Pode ocorrer disseminação para a vulva ou pode ser um achado primário na vulva. O impetigo também pode, ocasionalmente, ocorrer na vulva e região perianal.

Apresentação

A forma de apresentação é de pústulas e lesões crostosas, que frequentemente são mais pruriginosas e irritantes do que dolorosas.

Diagnóstico

O diagnóstico é confirmado pela coleta de um *swab* cutâneo.

Manejo

O impetigo responde rapidamente a um curso de antibióticos antiestafilocócicos, mas a foliculite pode ser persistente e o tratamento mais adequado inclui o uso de agentes tópicos, como a pomada de mupirocina 2%, aplicados duas vezes ao dia durante uma semana. A colonização estafilocócica que pode ser disseminada em fômites deve simultaneamente ser tratada pela adição de um quarto de xícara de água sanitária à água da banheira e as roupas, lençóis e toalhas devem ser lavadas com água quente.

Todos os esforços devem ser feitos para evitar o uso de fraldas noturnas. Na presença de eczema subjacente, este deve ser tratado.

Enterobius Vermicularis (nematódeo, oxiúro)

Muitas crianças com infestação por nematódeos (oxiúros) são assintomáticas, mas quando presentes os sintomas incluem prurido perianal e vulvar, particularmente à noite. Uma erupção eczematosa pode ocorrer.

Oxiurose é muito conhecida como uma causa de prurido genital em crianças e muitas vezes um tratamento prévio com mebendazol já foi usado pelos pais antes de ver um médico.

Molusco Contagioso

Estas lesões virais são muito comuns em crianças. O vírus é disseminado na água. Muitas crianças são infectadas em piscinas públicas e transmitem a infecção aos irmãos mais novos, com os quais compartilham uma banheira. Como resultado, não é incomum encontrar molusco contagioso na vulva, geralmente como parte de uma erupção mais generalizada (ver Capítulo 7).

Ocasionalmente, pode ser difícil diferenciar o molusco contagioso vulvar das verrugas genitais, e um exame minucioso com lupa pode identificar o conteúdo central típico. A distinção é importante, pois o molusco pediátrico não é sexualmente transmitido, porém, as verrugas genitais pediátricas podem ser. Existem quatro genótipos diferentes do molusco contagioso e alguns estudos mostram que os genótipos que causam lesões genitais em adultos são diferentes daqueles geralmente encontrados em crianças.

Manejo

O tratamento não é necessário na maioria dos casos, pois a resolução espontânea invariavelmente ocorre no período de até 2 anos. Os métodos usados para extrair o conteúdo viral do centro da lesão são tolerados em áreas menos sensíveis, mas podem ser muito dolorosos na vulva.

Verrugas Genitais

As lesões genitais causadas pelo papilomavírus humano são pouco frequentes em crianças.

A presença de verrugas genitais é um alerta para o risco de abuso sexual, e muitos especialistas recomendam o encaminhamento para uma consulta em uma unidade de proteção à infância. Esta conduta, invariavelmente, é traumática para a família e com frequência, nem os especialistas podem chegar a uma conclusão definitiva. Apenas nos casos em que a criança ou um dos pais revele a ocorrência de abuso sexual, nenhuma ação pode ser tomada, exceto quando a triagem para infecções sexualmente transmissíveis revela uma infecção que seja definitivamente transmitida sexualmente, por exemplo, a gonorreia.

Muitos artigos publicados na literatura médica afirmam que a forma de aquisição de verrugas genitais em crianças ocorre de várias maneiras, além da forma de transmissão sexual, mas não encontramos uma lógica para sustentar essa hipótese em crianças, quando presumimos que sejam invariavelmente adquiridas sexualmente em adultos (ver Capítulo 7). Infelizmente, esta permanece uma área controversa. Esta alegação de que nem todas as verrugas genitais em crianças são adquiridas sexualmente, pode ser verdadeira, mas faltam estudos conclusivos para confirmar a frequência da aquisição de verrugas genitais por transmissão sexual.

Apresentação

A apresentação característica das verrugas genitais têm um aspecto filiforme e podem envolver a vulva, introito vaginal e área perianal.

Estas lesões geralmente são pequenas, mas podem aumentar e interferir com a rotina de higiene.

Manejo

Imiquimode e podofilotoxina podem ser usados em crianças com segurança e são os tratamentos de primeira escolha. Os métodos de tratamento, como a crioterapia ou cauterização, são dolorosos e requerem um anestésico geral.

A excisão cirúrgica pode ser necessária antes do início do tratamento em crianças com verrugas perianais muito extensas.

Herpes Genital

As lesões herpéticas na região vulvar são pouco frequentes em crianças. Na primeira infância, o herpes pode ser adquirido no nascimento por transmissão vertical ou pode ser inoculado a partir de um adulto com uma lesão herpética na boca ou nas mãos.

Crianças com eczema atópico severo têm risco maior de apresentar infecções herpéticas em localizações pouco comuns e isso pode envolver a área genital.

Apresentação

Os achados clínicos são os mesmos dos achados em adultos: vesículas dolorosas que rapidamente sofrem erosão e ulceram, associadas à linfadenopatia. Ocasionalmente, há algum grau de edema dos lábios vaginais.

Diagnóstico

A infecção aguda primária de herpes genital em uma criança mais velha deve ser confirmada por PCR e o risco de abuso sexual deve ser considerado. A questão da forma de aquisição de herpes da região genital em crianças, relacionada com o risco de abuso sexual, é ainda mais difícil de confirmar, pois a transmissão do herpes genital pode ocorrer de diversas maneiras inocentes.

O diagnóstico diferencial de herpes inclui duas condições pouco frequentes: as úlceras aftosas vulvares e o penfigoide bolhoso vulvar (ver Capítulo 5). Ambas as condições apresentam lesões ulcerativas dolorosas e podem ser frequentemente confundidas com herpes. No entanto, o PCR para herpes é negativo, e não existe risco de abuso sexual associado à presença dessas lesões.

Manejo

O tratamento de herpes genital em crianças é o mesmo empregado para o tratamento de adultos, com o uso de medicação antiviral oral.

Infecções Fúngicas

A *tinea* é uma causa comum de erupções inguinais em homens e, ocasionalmente, causa erupções vulvares em mulheres, mas é raramente encontrado na vulva de crianças. Quando ocorre, raramente apresenta o aspecto típico e frequentemente ocorre em decorrência de tratamento feito com corticosteroides tópicos. Pode ser mais comum do que se imagina, pois muitos casos de erupção vulvar são tratados com cremes imidazólicos, que, acidentalmente, são o tratamento de *tinea*.

Apresentação

A *tinea* da vulva ou da região sob a fralda em um bebê, apresenta-se como uma erupção dermatológica que não responde ao tratamento com corticosteroides tópicos.

Investigação

O diagnóstico requer um alto índice de suspeita, mas pode ser facilmente confirmado por um raspado de pele.

A candidíase não ocorre em crianças que não usam fraldas. Em mulheres adultas com sintomas vulvares crônicos, aproximadamente 15% delas têm candidíase, mas esta condição estrogênio-dependente não é observada após a primeira infância em crianças com um sistema imunológico normal.

Isto é importante, pois é comum, em crianças com doenças cutâneas, o diagnóstico presuntivo de candidíase e o tratamento com cremes antifúngicos, que podem causar irritação, particularmente quando existe uma dermatite.

Anormalidades Anatômicas

Fusão dos Pequenos Lábios

A fusão dos lábios é ocasionalmente observada em crianças pequenas, geralmente de 3 ou menos anos de idade. Não é observada em mulheres adultas, a menos que estas tenham doenças cutâneas como líquen escleroso ou líquen plano.

A fusão dos lábios não é uma malformação e é uma doença adquirida. Pode aparecer desde o nascimento.

Apresentação

A etiologia desta alteração em crianças não é conhecida, mas algumas vezes está associada a uma dermatite subjacente. Os sintomas nem sempre estão presentes, mas pode haver dor ou prurido. Pode ocorrer retenção de urina, que pode se acumular atrás da fusão dos lábios vaginais, causando maceração irritativa, e micção prolongada. As infecções do trato urinário raramente ocorrem.

Os pequenos ou grandes lábios se apresentam aglutinados atingindo, em um grau variado, desde o clitóris até a fúrcula posterior da vagina. A aparência pode ser de uma vulva de aspecto anormal, sem abertura vaginal aparente.

Diagnóstico

O diagnóstico diferencial de genitália ambígua e de um hímen imperfurado é importante e algumas vezes pode ser necessário ouvir a opinião de um especialista.

Manejo

Esta é a única condição em que um creme de estrogênio é tratamento de escolha em uma criança pré-púbere. O creme precisa ser aplicado apenas uma vez ao dia e a fusão geralmente se resolve ao longo de um período de 2-6 semanas. Após a separação dos lábios vaginais, recomenda-se manter o tratamento contínuo com uso de lubrificantes tópicos e hidrocortisona 1% e aconselha-se evitar o uso de sabonetes.

A recidiva da fusão pode ocorrer e nestes casos, o tratamento deve ser repetido sempre que necessário. O uso repetido de estrogênios pode atuar como um irritante em crianças, dificultando a adesão.

Muito ocasionalmente, um procedimento cirúrgico menor, para separar os lábios aglutinados, pode ser necessário. A condição tende a se resolver espontaneamente em crianças mais velhas.

Protrusão Perineal Piramidal

Esta condição foi recentemente rotulada como uma entidade na literatura médica, mas provavelmente não é rara. É observada na primeira infância como uma protrusão macia assintomática da rafe mediana em meninas. A pele sobrejacente é normal.

Esta condição pode ser confundida com verrugas genitais.

A etiologia desta condição é desconhecida e não existem associações consistentes com outras condições. Nem sempre está associada a um quadro de constipação e se resolve espontaneamente.

Nenhum tratamento é necessário.

Corpo Estranho

Embora a presença de corpo estranho intravaginal seja frequentemente mencionada como uma causa de doença vulvar na literatura médica, não é um evento comum. Em geral, o material estranho é um fragmento de papel higiênico ou de felpa. Brinquedos pequenos são menos comuns.

A criança apresenta um corrimento purulento persistente, abundante, que causa maceração da pele vulvar. As coletas com *swab* mostram infecção bacteriana recorrente, que respondem a antibioticoterapia, mas recorrem rapidamente.

É necessário um exame sob anestesia e lavagem com solução salina. Pouco pode ser observado no material do lavado, mas, e provável que pequenos fragmentos causem esta apresentação clínica.

Pequenos Lábios em Crianças e Adolescentes: Tamanho e Assimetria – O Que é Normal?

O tamanho dos pequenos lábios em crianças é muito pequeno. Ao redor da puberdade, ocorre o aumento dos pequenos lábios, que se desenvolvem até atingir o tamanho normal encontrado em adultos.

O tamanho e o volume dos pequenos lábios apresentam uma grande variabilidade. Raramente, os pequenos lábios estão ausentes congenitamente, e sua ausência durante a vida reprodutiva não é normal.

Em algumas meninas, o crescimento dos lábios é assimétrico: um lado crescendo primeiro e o outro mais tarde. Não é incomum a presença de um pequeno grau de assimetria, mas em alguns indivíduos, esta assimetria é tão acentuada que pode causar um constrangimento – particularmente na adolescência.

Há também meninas em que os pequenos lábios podem ser muito grandes, e isso causa constrangimento e desconforto. Em razão destas queixas, as pacientes podem solicitar correção cirúrgica. Esta é chamada de "labioplastia redutora".

A solicitação de labioplastia tem sido feita com uma frequência cada vez maior. É muito importante compreender a motivação da paciente, pois existe uma diferença entre a cirurgia para reduzir lábios vaginais grandes que causam desconforto e a redução de lábios normais puramente por razões estéticas. Além disso, a queixa de lábios grandes que causam desconforto pode estar associada a uma doença cutânea como psoríase.

O julgamento de quem realiza este procedimento não é de nossa competência, mas devemos ressaltar que o procedimento não está livre de riscos e as pacientes devem ser muito bem avaliadas e devem receber um aconselhamento com informações claras sobre os riscos antes do procedimento.

Aspectos Psicológicos dos Problemas Vulvares em Crianças

Em adultos podemos encontrar pacientes com dor vulvar e, menos frequentemente com prurido, que não apresentam uma anormalidade aparente. Algumas pacientes podem estar simulando ou somatizando, mas um grupo grande destas pacientes apresenta queixa genuína de neuropatia ou de dor referida.

Em crianças que apresentam sintomas e o exame minucioso da vulva é normal, a presença de uma patologia física é pouco provável. Se as queixas da criança sugerem neuropatia, é importante verificar se existe escoliose e encaminhar para avaliação fisioterápica. Entretanto, dor neuropática em meninas pré-púberes é raro.

Um cenário comum é consulta com queixa de leucorreia de coloração esverdeada que mancha a roupa íntima. Não existem outros sintomas e as coletas com *swabs* e as uroculturas são normais. Esta situação é normal.

Algumas vezes, no entanto, uma criança pode apresentar queixas constantes de desconforto vulvar na ausência de achados e sem um sinal visível de dor. As crianças rapidamente percebem que se queixar de dor genital, particularmente na escola ou em público, atrai a atenção de adultos, e esta é uma forma de constrangimento para seus pais.

Às vezes elas percebem que os professores ficam preocupados e as mandam de volta para casa, e que seus pais ficam ansiosos e são chamados para esclarecer alegações de abuso sexual.

Em outras palavras, um caos pode ser criado, não apenas para os pais, como também para o clínico desavisado!

As crianças que fazem isso não têm ideia do sofrimento que estão causando, mas sabem que esta é uma forma eficaz de ganhar atenção. Geralmente, a melhor maneira de lidar com esta situação é minimizar a atenção prestada a queixa, mas às vezes pode ser necessário uma ajuda psiquiátrica.

Ocasionalmente, esta queixa pode estar mascarando um hábito de masturbação. Isto pode acontecer se este comportamento causa um choque nos pais. Nesse caso, é necessário aconselhar os pais com informações que ajudem a compreender a normalidade das ações da criança.

Na maioria dos casos, não é necessária qualquer intervenção, apenas a tranquilização dos pais com informações para não valorizar demais estas queixas da criança.

Doença Vulvar e Abuso Sexual: O que Você Deve Fazer?

Nos casos de distúrbios vulvares em crianças, a maioria dos pais já considerou a possibilidade de abuso sexual, mas eles não expressam esta questão, particularmente na primeira consulta. Para eles, essa negação parece sensata.

O abuso sexual infantil e a pedofilia têm recebido enorme publicidade na imprensa leiga. No entanto, as evidências físicas que podem ser encontradas no caso de abuso em crianças não são descritas, deixando livre a imaginação.

Os profissionais recebem muitas orientações sobre a questão de abuso sexual por causa dos requisitos legais que exigem a revelação de informações para registros criminais como uma condição de emprego. É, portanto, comum que cuidadores e professores tenham esse tipo de preocupação, quando a criança apresenta uma atitude de coçar a área vulvar constantemente ou se queixam de dor vulvar. Quando os pais suspeitam de abuso em uma criança que apresenta um distúrbio vulvar, muitas vezes a acusação é direcionada para os cuidadores da criança em sua ausência.

Em muitos países, os médicos são obrigados por lei a notificar qualquer caso suspeito de abuso sexual, e quando um clínico geral se depara com um caso de distúrbio vulvar, o abuso sexual pode ser considerado. Entretanto, este é um problema muito difícil para os médicos. Notificar a paciente pode arruinar o relacionamento médico-paciente, resultando em uma invasão desnecessária e estressante de privacidade, se a suspeita for incorreta. Uma forte suspeita de abuso sexual pode, por lei, provocar uma notificação, mas frequentemente não é nada fácil tomar essa decisão.

As condições vulvares que deveriam motivar os médicos a considerar o abuso sexual não são dermatoses como a psoríase e o líquen escleroso, mas sim as doenças infecciosas que podem ser transmitidas sexualmente.

A situação, todavia, está longe de ser simples. No que se refere a verrugas genitais, existe um número suficiente de artigos na literatura médica afirmando que essas lesões em crianças são raramente transmitidas sexualmente, havendo uma controvérsia contínua. Também é genuinamente possível que o herpes genital em uma criança seja o resultado de uma transmissão não sexual, particularmente na presença de uma condição subjacente como eczema.

Mesmo nas mãos de especialistas, o diagnóstico de abuso sexual é muito difícil e impossível comprovar sem uma revelação da criança ou de um parente. Muitos casos permanecem não resolvidos, mesmo após uma investigação e entrevista na unidade de proteção à infância.

Diversos estudos retrospectivos confirmam que aproximadamente 20% das mulheres adultas foram de alguma forma sexualmente abusadas quando crianças. No entanto, isso não necessariamente significa intercurso sexual. Todas as formas de contato sexual indesejado e inapropriado na infância podem ter implicações psicológicas graves a longo prazo.

Perpetradores de abuso sexual são geralmente pessoas conhecidas da criança, frequentemente parentes e amigos próximos da família que chantageiam a criança para permanecer em silêncio. O abuso sexual infantil dentro da família é um segredo bem guardado da sociedade. É um assunto que quase nunca é comentado e é remota a probabilidade de obter uma revelação de qualquer membro da família ou da criança. Sem a revelação, é muito difícil a tomada de qualquer ação adicional. Embora o abuso sexual institucionalizado esteja recebendo muita atenção atualmente, estudos mostram que é comum o abuso sexual infantil dentro da família e por conhecidos próximos. Isto é algo muito difícil de ser abordado. Podemos apenas esperar que a experiência de ser questionada por um profissional da saúde encoraje a família a agir por iniciativa própria.

A maioria das crianças que foi sexualmente abusada não apresenta sinais físicos, pois traumatismos como hematomas se resolvem rapidamente, e comportamento abusivo geralmente não envolve tentativas de penetração.

A presença de uma erupção cutânea, como eczema, psoríase ou líquen escleroso, não deve levantar dúvidas de abuso. A criança pode ter sido abusada, mas a erupção por si só não é evidência e precisaria haver outros motivos para suspeitar de abuso sexual.

Nos casos em que a criança tem uma infecção que pode ter sido adquirida sexualmente, como verrugas genitais ou herpes genital, a questão de abuso sexual deve ser abordada e a ausência de uma explicação óbvia de transmissão não sexual justifica a notificação.

Quando há suspeita de abuso sexual, a consulta com uma unidade de proteção à infância é o primeiro passo. Unidades de proteção à infância são encontradas em hospitais pediátricos terciários. Recomendamos que o médico ligue para uma unidade de proteção à infância e fale com um pediatra da unidade. Esta atitude torna mais claro o próximo passo. Se você encaminhou sua paciente e a família se recusa a ser avaliada ou não comparece à consulta, este é o momento de consultar a unidade de proteção à infância sobre suas obrigações legais.

Quando uma criança apresenta uma erupção vulvar, os pais geralmente possuem preocupações secretas sobre abuso sexual, portanto vale a pena discutir o assunto. Geralmente, eles ficarão muito aliviados ao saber que a filha simplesmente tem um problema cutâneo.

A literatura médica contém muitos casos de condições cutâneas que foram confundidas com abuso sexual, e isto inclui líquen escleroso, hemangiomas ulcerados e condições cutâneas raras, como o penfigoide bolhoso, que pode causar úlceras genitais.

É importante entender que pessoas leigas podem atribuir quase qualquer condição vulvar ao abuso sexual. Embora a presença de uma condição cutânea não descarte o abuso sexual, é necessário haver outros motivos para a suspeita, tais como a composição familiar, receios parenterais, a presença de infecções sexualmente adquiridas e anormalidades comportamentais na criança.

Princípios Gerais de Manejo

Diagnosticando o Problema

Lembre-se de que a maioria dos casos de prurido vulvar em meninas pré-púberes é provocado por dermatite, atópica ou provocada por uma irritação causada por roupas ou substâncias. Lembre-se também que, geralmente, há uma sobreposição emocional muito maior ligada a qualquer condição da área genital do que uma condição na pele de outras partes do corpo. Como resultado, o grau de ansiedade dos pais e, ocasionalmente, da criança, pode ser desproporcional ao real problema.

Ainda existe uma tendência de a doença vulvar ser pouco compreendida, e não é incomum as pacientes visitarem muitos médicos sem receber uma explicação satisfatória e um tratamento eficaz. Consequentemente, os pais geralmente estão bravos e frustrados. Isto pode dificultar a anamnese e deixar o médico surpreso com uma reação emocional tão intensa.

Quando o exame revela um pouco mais do que uma erupção dermatológica mal definida, é provável que a criança tenha dermatite. O exame deve ser minucioso, pois os sinais podem ser discretos. Evite considerar o exame como normal na presença de sintomas significativos. É sensato obter um *swab* vaginal para descartar superinfecção.

O aumento da frequência urinária ou a disúria podem, ocasionalmente, ser causadas por irritação dermatológica do meato uretral. Uma urocultura pode ser necessária para descartar infecção, mas este exame geralmente é normal.

Quando a erupção é eritematosa, porém bem definida, e particularmente quando há envolvimento perianal, é importante procurar por outros sinais de psoríase e perguntar sobre o histórico familiar.

Uma erupção branca bem definida deve sugerir o líquen escleroso. Estes casos devem ser encaminhados a um dermatologista.

Na presença de pústulas ou áreas exsudativas, deve ser sempre coletado um *swab* cutâneo. Na suspeita de herpes simples, a coleta de *swabs* para PCR está indicada. Nos casos de corrimento vaginal, é importante usar um *swab* umedecido com solução salina para obter uma amostra do introito de forma mais delicada. A coleta de *swabs* vaginais não é necessária e podem causar sofrimento para a criança e para os pais. Um raspado de pele é indicado, quando existe uma erupção dermatológica persistente apesar do tratamento.

Verificar se houve algum tratamento para uma suspeita de infestação por oxiúros.

Manejo Psicológico

A doença cutânea que afeta a vulva exige sempre um grau maior de tranquilização do que a doença cutânea que ocorre em outras áreas do corpo. Um questionamento sobre os receios de doença sexualmente transmissível e abuso infantil deve ser sempre feito.

É melhor considerar o fato e ajudar os pais a entenderem que a vulva é simplesmente parte da pele. Informá-los de que as crianças rapidamente percebem as ansiedades dos pais, e que uma criança inteligente pode tirar proveito disto se comportando para chamar a atenção ou evitar a escola.

Você deve encaminhar a paciente nas seguintes situações (Tabela 9.1):

- O diagnóstico é incerto, ou existe uma ausência de resposta ao tratamento. Na prática, a ausência de resposta é geralmente o resultado da não adesão ao tratamento, que pode ocorrer em razão de ansiedade com relação à condição. Tranquilização adicional pode ser necessária.
- Nos casos de infecção comprovada recorrente. Pode haver uma anormalidade subjacente causando a recidiva, como um corpo estranho.
- A maioria dos casos de úlceras em crianças não é traumática, mas sim patológica e as úlceras aftosas são as mais frequentes.
- Suspeita de líquen escleroso.
- Presença de uma fusão labial.
- Suspeita de abuso sexual.

Tabela 9.1 Causas da doença vulvar em crianças

Erupção pruriginosa eritematosa	Eczema Psoríase *Tinea* Foliculite Dermatite alérgica de contato Corpo estranho vaginal com corrimento persistente
Erupção branca	Líquen escleroso
Bolhas, erosões ou úlceras	Impetigo Herpes simples Herpes-zóster Varicela Úlceras aftosas Penfigoide bolhoso Eritema multiforme
Vulvovaginite aguda	Vulvovaginite estreptocócica β-hemolítica do grupo A Erupção medicamentosa Eritema multiforme
Lesões	Molusco contagioso Papilomavírus humano Protrusão perineal piramidal Marcas de nascença Hemangiomas
Vulva de aparência normal	Vulvite subaguda Oxiurose Comportamento para chamar a atenção

Leituras Sugeridas

Ellis, E. and Fischer, G. (2015). Prepubertal onset vulvar lichen sclerosus: the importance of maintenance therapy in long-term outcomes. *Pediatric Dermatology*, **32**, 461–7.

Fischer, G. (2010). Chronic vulvitis in pre-pubertal girls. *Australasian Journal of Dermatology*, **51**, 118–23.

Fischer, G. O. (2001). Vulval disease in pre-pubertal girls. *Australasian Journal of Dermatology*, **42**, 225–36.

Fischer, G. O. (2011). Genital disease in children. Part 26 Ch 151 In Irvine, A. D., Hoeger, P. H. and Yan, A. C., eds, *Harper's Textbook of Pediatric Dermatology*, 3rd edn. Hoboken, NJ: Wiley-Blackwell.

Fischer, G. O. and Rogers, M. (2000). Vulvar diseases in children. A clinical audit of 130 cases. *Pediatric Dermatology*, **17**, 1–6.

Hong, E. and Fischer, G. (2012). Propranolol for recalcitrant ulcerated haemangioma of infancy. *Pediatric Dermatology*, **29**, 64–7.

Jayasinghe, Y. and Garland, S. M. (2006). Genital warts in children: what do they mean? *Archives of Disease in Childhood*, **91**, 696–700.

Reed, B. D. and Cantor, L. E. (2008). Vulvodynia in preadolescent girls. *Journal of Lower Genital Tract Disease*, **12**, 257–61.

Smith, S. and Fischer, G. (2009). Lichen sclerosus in girls: a review. *Australasian Journal of Dermatology*, **50**, 243–8.

Capítulo

10

Mitos e Pérolas

Mitos...

...sobre a Candidíase

Muitas Condições Vulvares Pruriginosas São Causadas Pela Candidíase

A candidíase aguda é muito comum. Todo mundo já ouviu falar de candidíase e até mesmo em anúncios de televisão são recomendados antifúngicos para tratamento. No entanto, embora seja a primeira coisa que as pacientes, os farmacêuticos e até mesmo os médicos pensem, existem muitas condições além da candidíase que podem causar problemas vulvares, especialmente as condições crônicas.

Nas pacientes com vulvite crônica de longa duração, a candidíase crônica representa a minoria (aproximadamente 20%) de todos os casos. Muitas pacientes informam que receberam uma prescrição médica de um antifúngico sem que um exame tenha sido realizado e sem a coleta de um *swab* vaginal.

Embora possa ser aceitável fazer isto na primeira apresentação, não é a prática mais adequada usar múltiplos ciclos de antifúngicos sem uma confirmação de candidíase por coleta de um *swab* vaginal. A incidência de resultados falso-negativos, de *swabs* vaginais colhidos após o uso de múltiplos ciclos de agentes antifúngicos tópicos e/ou orais é muito alta. O período de tempo necessário para que haja um resultado positivo na coleta do *swab* após a suspensão do uso desses agentes pode ser muito prolongado, especialmente, nas pacientes com candidíase vulvovaginal crônica. Portanto, recomendamos fortemente que um *swab* vaginal seja sempre colhido nas pacientes antes do início de qualquer tratamento.

Crianças Pré-Púberes Apresentam Candidíase Vaginal

Isto é completamente falso. As crianças pré-púberes saudáveis e que não usam fraldas não apresentam candidíase. A candidíase pode ser observada no contexto de maceração crônica, nos casos de incontinência, imunodeficiência e diabetes.

O desenvolvimento de candidíase exige uma condição vaginal com bom nível de estrogênio e, portanto, não é observada antes da puberdade. Na Austrália, a única vaginite infecciosa que observamos com alguma frequência é a causada pelo *Streptococcus* do grupo A.

Nunca se deve presumir que uma criança com vulvite pruriginosa sofra de candidíase, e cremes antifúngicos não são eficazes.

Mulheres na Pós-Menopausa Podem Sofrer de Candidíase Vaginal

Níveis adequados de estrogênio são necessários para que uma mulher adquira infecção por candidíase vaginal e, portanto, candidíase não é observada em mulheres na pós-menopausa.

As únicas exceções a esta regra são:

- Mulheres em uso de terapia de reposição hormonal oral ou de estrogênio vaginal
- Mulheres com diabetes
- Mulheres com uma doença cutânea vulvar subjacente, como o líquen escleroso
- Mulheres que usaram excessivamente esteroides tópicos na vulva
- Mulheres imunodeprimidas

Probióticos e a Dieta Anti-*Candida* São a Resposta "Natural" para a Candidíase

Este é um conceito muito popular. É muito difícil seguir a dieta anti-*Candida* e os probióticos são caros. As pacientes que chegam ao nosso consultório geralmente já tentaram essas medidas sem sucesso.

Não existe um ensaio clínico demostrando a eficácia destes métodos.

Apesar disso, muitas pacientes desejam realizar uma terapia "natural" e respeitamos este direito. Ficamos felizes em vê-las novamente para tratamento médico, caso não tenham melhorado.

Uso Prolongado de Antifúngicos Orais Causa Danos Hepáticos

O primeiro medicamento oral anti-*Candida* disponível foi o cetoconazol. Este medicamento apresentava um risco real de hepatite induzida por medicamentos, na ordem de 10%. Por causa deste efeito adverso, todos os pacientes tratados com cetoconazol eram regularmente submetidos a testes da função hepática.

Os medicamentos orais anti-*Candida* mais recentes recomendados neste livro, como o itraconazol e o fluconazol, não apresentam risco elevado de dano hepático e nossa experiência com esses medicamentos, mesmo quando usados por períodos prolongados, é que ambos têm histórico de segurança similar ao uso prolongado de medicamentos antivirais.

Não existe uma lógica que justifique a aceitação do uso prolongado de medicação antiviral para o controle do herpes genital recorrente e o temor de usar azólicos orais por períodos prolongados para controlar a candidíase crônica.

A principal desvantagem desses medicamentos não é o dano hepático, mas sim o custo e as possíveis interações medicamentosas, particularmente com medicamentos hipolipemiantes como as estatinas.

Candidíase Crônica Pode Ser Controlada com Dose Semanal de Fluconazol

Esta é uma noção amplamente difundida, pois algumas publicações fizeram esta recomendação. Além disso, as doses únicas de fluconazol podem ser adquiridas sem prescrição médica. Essa estratégia pode funcionar para algumas pacientes, mas observamos muitas falhas terapêuticas com este regime.

Acreditamos que a melhor maneira de controlar a candidíase crônica inicialmente seja com um tratamento antifúngico oral diário. Os regimes intermitentes são apropriados após o alcance do controle, mas não antes.

...sobre Estrogênio

Se o Antifúngico não Funcionou, Tentar um Estrogênio Tópico

Vemos muitas pacientes que foram tratadas com um creme antifúngico e, quando este não funcionou, foi prescrito um estrogênio tópico, ambos sem benefício.

Existe apenas uma condição em adultos em que o estrogênio tópico será benéfico: deficiência de estrogênio. Isto ocorre nas mulheres lactantes e na pós-menopausa.

O uso de estrogênios tópicos apresentam uma resposta rápida. Se não há boa resposta após 6 semanas de tratamento, este deve ser interrompido e devem-se investigar outras causas.

Em crianças, o uso de estrogênio tópico está indicado somente nos casos de fusão dos lábios vaginais. É completamente inapropriado usar estrogênio tópico em uma criança em qualquer outra situação. Será ineficaz e, provavelmente, causará sensação de fisgadas na pele.

Terapia de Reposição Hormonal não Causa Candidíase ou Alergias

Isto é completamente falso. Vemos mulheres na pós-menopausa com candidíase resistente ao tratamento e que somente melhoram após a interrupção da terapia de reposição hormonal. Em uma mulher na pós-menopausa sob terapia de reposição hormonal e com candidíase, deve-se presumir que a causa está associada ao uso da terapia.

Além disso, a candidíase não será facilmente controlada até que a terapia de reposição hormonal seja suspensa temporariamente, enquanto a candidíase é tratada com agentes antifúngicos.

Em relação às alergias, não é raro que cremes e pessários vaginais causem vaginite irritativa, reversível após a interrupção do tratamento.

Foram descritas muitas reações alérgicas cutâneas em resposta à terapia de reposição hormonal sistêmica e, ocasionalmente, vemos mulheres com reações alérgicas vaginais similares.

...sobre o Líquen Escleroso

Líquen Escleroso Pode ser Controlado a Longo Prazo com Tratamento de Uma ou Duas Vezes por Semana

Há muitas revisões de líquen escleroso que categoricamente afirmam isso. Essas opiniões foram baseadas em um pequeno número de estudos mais antigos e de curto prazo, mostrando o controle do distúrbio com o uso de corticosteroide tópico ultrapotente duas vezes por semana. Esses achados foram superados pelo estudo prospectivo de líquen escleroso realizado pelo nosso grupo, que demonstrou que o tratamento do líquen escleroso não é igual para todas as pacientes. Recomendamos que o tratamento seja adaptado individualmente à paciente para alcançar os melhores resultados e altos níveis de controle a longo prazo (ver Capítulo 4).

Líquen Escleroso não Requer Acompanhamento

Este mito surgiu porque o líquen escleroso ativo pode permanecer assintomático por longos períodos de tempo. Provavelmente, a remissão do líquen escleroso ocorre apenas ocasionalmente.

A maioria das pacientes apresenta recidiva, quando a terapia é suspensa e, nesses casos, existe um risco de danos mais irreversíveis.

O acompanhamento cuidadoso do líquen escleroso deve ser feito para:

- Monitorar para o aparecimento de câncer
- Ajustar o tratamento
- Verificar o aparecimento de efeitos colaterais do tratamento
- Certificar-se de que a cicatrização não está interferindo com a vida da paciente
- Encorajar a adesão contínua ao tratamento
- Encorajar a paciente a manter o uso prolongado de corticosteroides tópicos, mesmo quando lhe dizem que é perigoso

Se ocorre uma redução na necessidade de esteroide tópico, e a paciente pode usar apenas hidrocortisona 1%, uma tentativa de interrupção da terapia é aceitável. É importante convencer a paciente da natureza da doença, que pode reativar mesmo que ela permaneça assintomática.

As pacientes não devem ser totalmente liberadas do tratamento até que se mantenham objetivamente livres da doença por um ano. Aproximadamente metade de nossas pacientes eventualmente não aparece no período do acompanhamento. Provavelmente há muitos motivos para isso. Esperamos que seus médicos ou outros médicos estejam controlando suas doenças com sucesso ou que elas estejam em remissão.

...sobre Corticosteroides Tópicos

A fobia de corticosteroides tópicos apresenta proporções epidêmicas. Infelizmente, muito desta fobia provém da atribuição incorreta dos efeitos colaterais de corticosteroides sistêmicos aos agentes tópicos.

As palavras "usar comedidamente", que são, invariavelmente, escritas nas bulas pelos laboratórios farmacêuticos, causam muita preocupação às pacientes que não compreendem o motivo pelo qual isto é enfatizado. A internet também tem tratado de forma sensacionalista os perigos desses medicamentos, e a promoção popular para o "natural" demonizou os corticosteroides tópicos como verdadeiramente perigosos.

O fato é que os corticosteroides tópicos têm sido usados por mais de 60 anos e existe uma base ampla de conhecimento sobre eles e, quando usados corretamente, são muito seguros.

A pressuposição de que possa ocorrer o adelgaçamento da pele em decorrência do uso de corticosteroides tópicos é a maior preocupação das pacientes, embora a maioria não compreenda bem o que essa afirmação significa. Um corticosteroide superpotente, o propionato de clobetasol, pode causar um adelgaçamento cutâneo com o uso prolongado. Este medicamento se tornou sinônimo do tratamento de doença vulvar, pois a primeira publicação de tratamento eficaz para líquen escleroso com o uso de corticosteroide tópico foi feita com o emprego deste medicamento. A maioria dos estudos subsequentes, com base nessa primeira publicação, empregou o propionato de clobetasol, desnecessariamente, em nossa opinião. Embora esse medicamento seja útil para casos graves de líquen escleroso e líquen plano, é raramente necessário para tratar outras condições vulvares, e corticosteroides tópicos mais fracos não compartilham seus riscos.

Na vulva, o adelgaçamento cutâneo ("pele fina") apresenta-se com uma vascularização visível, estrias e fragilidade cutânea, permitindo pequenas fissuras durante o intercurso sexual. Essa situação não é com muita frequência em nossa prática.

Em geral, na área genital, o uso de um corticosteroide tópico fraco, como a hidrocortisona a 1%, é muito seguro, mesmo quando usada por tempo prolongado. Os esteroides mais fortes podem ser usados quando necessário, particularmente no líquen escleroso.

O principal efeito colateral associado ao uso de corticosteroide tópico é um eritema associado a uma sensação de ardor. A melhora desse quadro ocorre quando um esteroide de potência mais baixa é utilizado. Em algumas pacientes com líquen escleroso e alta necessidade de esteroides, a candidíase pode-se desenvolver; entretanto, isto é surpreendentemente raro.

... sobre a Cura da Psoríase

A psoríase é uma dermatose endógena crônica, para a qual inquestionavelmente não há cura. A psoríase pode imprevisivelmente entrar em remissão por longos períodos de tempo. No entanto, há sempre o risco de reativação, particularmente em momentos de estresse emocional.

Sempre seja muito honesto sobre o prognóstico com as pacientes que apresentam psoríase. Mesmo uma cura não sendo possível, esta doença pode ser controlada, embora possa ser mais difícil para algumas pacientes do que para outras. É muito incomum encontrar uma paciente com psoríase vulvar que não possa controlar a condição com tratamento tópico regular.

Muitos casos de psoríase são erroneamente considerados um caso de dermatite alérgica ou irritativa, que *pode* potencialmente ser curada (ver Capítulo 2). Nos casos resistentes ao tratamento, é importante considerar a hipótese de psoríase.

... sobre a Doença Vulvar Ser Primariamente Ginecológica

Os distúrbios da vulva não pertencem a uma especialidade. A ginecologia exerce um papel, mas a especialidade dominante envolvida é a dermatologia. No entanto, manejo da dor, neurologia, oncologia ginecológica, saúde sexual, fisioterapia e psicoterapia podem todos aspectos importantes em determinadas pacientes.

Ser um "vulvologista" envolve conhecimento de todas essas áreas, embora a competência completa não seja exclusiva de uma pessoa. Isto é o que torna a doença vulvar uma área verdadeiramente multidisciplinar.

A vulva faz parte da pele, mas apresenta suas características específicas. A região externa da vulva tem muito em comum com a região axilar devido à presença de pelos e de glândulas sudoríparas apócrinas, à falta de exposição solar e a sua tendência à maceração.

A região interna da vulva apresenta aspectos em comum com a região interna da boca. A parede da vagina é composta por mucosa queratinizada, com glândulas mucosas e glândulas sebáceas.

A maioria dos distúrbios que atinge a vulva apresenta sinais objetivos de doenças cutâneas que envolvem outras partes do corpo e estão sob a alçada da dermatologia. As doenças que envolvem a vagina, como o líquen plano e doenças bolhosas autoimunes também são condições dermatológicas, bem como as reações alérgicas a supositórios, preservativos e sêmen.

As condições ginecológicas que causam doença vulvar incluem a vaginite, causada por infecções como a candidíase crônica e a vaginite por causas não infecciosas como a vulvovaginite inflamatória descamativa.

A ginecologia é muito importante no campo de câncer vulvar, nos casos que necessitam de cirurgia e quando existe influência hormonal na doença vulvar. Estas condições incluem a hipersensibilidade ao estrogênio, a vulvovaginite atrófica e as complicações associadas à terapia de reposição hormonal.

... sobre a Realização de uma Biópsia Quando Todo o Restante Tiver Fracassado

Biópsias devem ser realizadas somente se houver uma anormalidade objetiva.

Há muitas razões para o fracasso terapêutico. Estas incluem:

- Falha de adesão ao tratamento, geralmente em decorrência da fobia aos corticosteroides
- Os hábitos de higiene bem-intencionados da própria paciente
- Atividades esportivas que irritam a pele
- Infecção não diagnosticada
- Alergia a um medicamento, preservativo, sêmen ou preparações de venda livre
- Diagnóstico incorreto, especialmente de dor musculoesquelética e neuropática
- Problemas psicológicos

Nenhum desses problemas será elucidado por uma biópsia. Se a vulva apresenta aspecto normal, a biópsia também será normal. Realize outra anamnese e mantenha os itens acima em mente.

... sobre Vulvodínia Ser uma Doença

Vulvodínia é um sintoma, não uma doença. A palavra literalmente significa dor vulvar. A definição da *International Society for the Study of Vulvar Disease* (ISSVD) inclui ferida, irritação e ardor.

Vulvodínia é uma doença tanto quanto "dor de cabeça". É um termo inespecífico e é um sintoma de praticamente qualquer doença que afete a vulva.

... sobre Mulheres que se Queixam de Sintomas Vulvares Crônicos Geralmente Terem um Transtorno Psiquiátrico

Quando fazíamos residência na década de 1980, esta era uma crença muito comum. A experiência, no entanto, mostrou que os sintomas vulvares podem ser, primariamente, tanto por causa de uma doença psiquiátrica quanto qualquer outro grupo de sintomas. Nos últimos anos, à medida que o campo de doença vulvar está se tornando reconhecido e novos estudos de boa qualidade estão sendo realizados, esta atitude tem-se tornado menos prevalente.

As mulheres com sintomas vulvares crônicos apresentam uma incidência alta de ansiedade, depressão e distúrbios sexuais, mas nossa opinião é que estes geralmente são secundários à doença vulvar física.

Espasmo da musculatura do assoalho pélvico é supostamente desencadeado em alguns casos por problemas psicológicos, mas mesmo nessa situação, a cura depende muito da fisioterapia e não da psicoterapia.

Muitas mulheres têm um sentimento de alívio, quando um distúrbio vulvar justifica a falta de interesse sexual preexistente, e algumas recusam o intercurso sexual com seus parceiros, mesmo após resolução objetiva do distúrbio. Este comportamento pode ter caráter de manipulação ou pode representar um aspecto de desonestidade, mas é uma escolha de vida, não loucura.

... sobre a Existência de uma Vulva Ideal

A vulva é um pouco como o rosto: existem tantas vulvas diferentes quanto rostos. Isto é verdadeiro para o tamanho, formato, cor, e quantidade e textura de pelos genitais. Quando uma paciente, particularmente uma adolescente, chega ao consultório preocupada com a aparência dos lábios vaginais, é importante assegurar que existem diferenças entre todas as pessoas e que não existe um aspecto "normal". Nós, assim como muitos outros profissionais da saúde, não somos a favor do aumento de procedimentos para labioplastia estética. Todas as pacientes têm o direito de fazer cirurgia plástica, apesar do custo e dos riscos, mas não acreditamos que ter pequenos lábios menores aumentará o prazer sexual de uma mulher. Também ficamos preocupados com a forma com que essas mulheres foram convencidas de que são "anormais". Um *website* excelente para suas pacientes darem uma olhada é http://www.labialibrary.org.au.

Pérolas

Modificação Ambiental É a Chave, não Importa Qual Seja a Condição de Sua Paciente

Todas as condições vulvares irão se beneficiar da modificação ambiental. O mínimo que cada paciente deveria fazer inclui:

- Evitar o contato com sabonetes
- Usar calcinha de algodão
- Usar absorventes internos, em vez de absorventes externos
- Nunca usar protetores de calcinha
- Nunca usar calcinhas fio-dental
- Usar uma pinça ou realizar um tratamento a *laser* para remoção dos pelos, em vez de raspagem ou depilação
- Usar calcinha e calças que sejam largas o bastante para serem confortáveis
- Não usar *lycra* na academia

- Evitar atividades esportivas que causem sudorese abundante e superaquecimento
- Usar um lubrificante não irritante como o óleo vegetal
- Evitar produtos de higiene feminina perfumados e lenços umedecidos
- Abster-se de sexo na presença de dor

Reconhecer que Tudo que Está Relacionado com a Região Genital Apresenta Alta Carga Emocional

Uma erupção genital desencadeia ansiedade e preocupação maior do uma erupção similar que se manifesta em outra parte do corpo.

A ansiedade que pode ser sentida em relação ao sexo pode ser transferida para qualquer erupção na região genital.

Sempre Perguntar sobre a Atividade Sexual, Mesmo Quando sua Paciente não Menciona

Muitas pacientes ficam constrangidas para falar sobre a dor durante o intercurso sexual. Mesmo quando essa é a queixa principal. Em geral, no início da consulta vários outros assuntos são falados, rodeando a questão principal e a queixa só é admitida quando você, especificamente, perguntar se este é o principal problema.

Em geral, existe um sentimento grande de vergonha associado à incapacidade de funcionar "normalmente". A imprensa popular quase nunca descreve o sexo como desagradável e as expectativas das pacientes refletem isto.

Perguntar sobre Incontinência Fecal

Em mulheres mais velhas é comum o aparecimento de manchas por fezes na roupa íntima, mas estas mulheres raramente compartilham esta informação importante por constrangimento. É frequentemente causado por incontinência fecal, mas pode ser causado por limpeza inadequada em decorrência de obesidade, artrite ou visão deficiente.

Muitas vezes, os problemas vulvares, considerados intratáveis, são facilmente controlados após a correção de problemas retais. Embora a incontinência fecal possa não ser curável em muitos casos, existem medidas simples que ajudam: a aplicação de vaselina sobre o ânus antes de cada evacuação intestinal, e o uso de um secador de cabelos com ar frio para secar apropriadamente a pele genital.

Garantir para Sua Paciente Que não é Câncer ou uma Infecção Sexualmente Transmissível

Existem duas questões que deixam as pacientes apreensivas e constrangidas para falar que são as infecções sexualmente transmissíveis e o câncer. Portanto, é importante perguntar se elas estão preocupadas com um ou ambos os problemas. É importante lembrar que muitos estudos mostram estatísticas repetidas com uma incidência de 20% de abuso sexual envolvendo as mulheres quando crianças. Esta situação pode estar sublimada ou pode ter sido mantida em segredo a vida toda.

Qualquer problema genital poderá fazê-las imaginar que existe uma conexão entre o que está acontecendo agora e o que pode ter acontecido no passado. Entretanto, a maioria das doenças genitais não se encaixa nesta faixa estreita de possibilidades e são doenças cutâneas benignas.

Enfatizar que a doença não é uma infecção sexualmente transmissível ou um câncer é muito tranquilizador. No entanto, o grau de ansiedade da paciente pode ser tão alto, que não permite que ela compreenda o que está sendo explicado. Folhetos informativos que podem ser lidos posteriormente são muito úteis.

Garantir a Paciente que Ela não Pode "Passar Isto" ao Seu Parceiro

Novamente, mesmo quando você acha que explicou completamente um distúrbio cutâneo benigno para sua paciente, você não pode presumir que ela entenderá que o distúrbio não é transmissível.

A pergunta "Posso passar isso ao meu parceiro?", após você ter passado 10 minutos explicando psoríase, pode parecer ridícula para você, mas muitas pessoas leigas têm dificuldade em entender a diferença entre algo infeccioso e algo endógeno.

A maioria das pacientes supõe que os distúrbios cutâneos são, em grande parte, infecciosos e que a vulva não é uma exceção.

Com uma Criança, Sempre Perguntar aos Pais se Eles Têm Receio de Abuso Sexual, Mesmo Quando Não Mencionado

Quando uma criança se apresenta com um problema genital, a questão de abuso sexual está frequentemente no pensamento dos pais, mesmo quando eles não mencionam imediatamente. Novamente, pergunte de maneira específica.

Embora a doença cutânea não descarte o abuso sexual, não é um motivo para a suspeita.

Todavia, esta é uma situação muito diferente nos casos de infecções sexualmente transmissíveis, como verrugas genitais ou herpes genital. Aqui, é essencial considerar a possibilidade de abuso infantil.

A literatura médica sobre abuso sexual nos diz que perpetradores são geralmente conhecidos e de confiança da criança, portanto, são frequentemente membros da família.

Esta questão é muito dolorosa para os pais e é natural que, se a criança frequenta algum tipo de creche, as suspeitas sejam direcionadas para a creche, em vez do familiar próximo. Ocasionalmente, as consequências podem ser desastrosas para trabalhadores inocentes de creches.

Certifique-se de Que Ela Tenha Algo para Ler que Seja Factual e Preciso

Embora não seja universal, a maioria das pacientes, quando chega em casa, irá direto para o computador para procurar na internet informações sobre a sua condição e tratamento. Algumas fazem isso com maior frequência do que outras, mas apenas um número pequeno não realizará a própria pesquisa.

Com relação à doença vulvar, a internet está cheia de dados assustadores, complexos e, algumas vezes, imprecisos. É útil ter fichas informativas e direcionar as pacientes para *websites* que sejam pautados em fatos.

Os seguintes *websites* contêm informações boas e factuais:

- *Care Down There*: http://www.caredownthere.com.au
- *British Society for the Study of Vulval Disease*: http://www.bssvd.org
- *International Society for the Study of Vulvar Disease*: http://www.issvd.org

Como Fazer uma Biópsia Vulvar

Esse procedimento pode ser realizado no consultório e, se possível, deve ser feito na primeira consulta. Remarcar uma consulta para realizar a biópsia em outra data, apenas aumenta o tempo de preocupação.

O tamanho de uma amostra para diagnóstico histopatológico de uma condição cutânea é pequeno, com aproximadamente 3 mm de diâmetro e 3 mm de profundidade.

A anestesia local pode ser feita com 0,1 mL de xilocaína 1-2% com adrenalina, que pode ser aplicada diretamente abaixo da área a ser biopsiada, intradermicamente. Um creme anestésico tópico pode ser aplicado antes de aplicar o anestésico. O creme deve permanecer na pele por pelo menos 20 minutos para ser eficaz.

Não utilizamos uma preparação antisséptica na mucosa, visto que todas podem causar irritação e sensação de fisgadas na pele. Na pele pilosa, qualquer preparação como o iodopovidona ou a clorexidina pode ser usada.

Antes de realizar a biópsia, testar com um instrumento afiado para certificar-se de que a área está anestesiada. Existem dois procedimentos muito fáceis e rápidos:

1. Corte: adequado para lesões na superfície mucosa macia. Uma pequena dobra da pele deve ser apreendida com uma pinça delicada de Adson e deve ser feito uma secção em forma de uma pequena elipse abaixo da pinça.
2. Biópsia por punção: adequada para lesões na pele pilosa ou para uma lesão firme na superfície mucosa que seja difícil de apreender com uma pinça. Usar um *punch* redondo de 3 mm, girando-o ao mesmo tempo em que é aplicada uma pressão sobre a lesão até uma profundidade de 3 mm. O *punch* é retirado e com uma pinça deve-se tracionar a região central com a pinça e cortar com tesoura fina.

Não é necessário suturar as biópsias iguais ou inferiores a 3 mm. A hemostasia pode ser feita usando um agente hemostático como o nitrato de prata. Se houver sangramento pequeno pode-se usar um absorvente diário. Nenhum cuidado especial é necessário, mas a paciente deve evitar o intercurso sexual durante uma semana ou até a cicatrização da ferida.

Existem algumas situações em que é mais apropriado fazer uma biópsia excisional da lesão. Nesta situação, as técnicas cirúrgicas tradicionais com excisão por bisturi e uma sutura são usadas. Geralmente, não é apropriado realizar este procedimento no consultório, a menos que você tenha experiência com cirurgia cutânea.

Como Usar Corticosteroides Tópicos na Vulva

Os corticosteroides tópicos são muito seguros quando usados de modo apropriado e raramente causam efeitos colaterais. É normal usá-los na vulva para tratar doença cutânea inflamatória.

Para o controle agudo de eczema ou psoríase, utilizamos hidrocortisona 1% nos casos de reação inflamatória leve ou uma pomada de potência média para as situações mais graves.

Esse tratamento deve ser mantido durante 1 mês ou mais, dependendo da condição se é autolimitada ou crônica. O uso de corticosteroide tópico mais forte do que essas preparações normalmente não está indicado.

O líquen escleroso é a condição mais frequente que requer o uso prolongado de corticosteroides tópicos.

A disponibilidade de preparações corticosteroides varia entre os diversos países. As preparações não fluoradas de potência média são mais seguras para uso prolongado de corticosteroide nos casos de líquen escleroso. Se esta preparação não está disponível, o uso combinado de preparações de potência fraca e de média a forte, deve ser aplicada em noites alternadas e geralmente são uma alternativa adequada. É importante conhecer quais são as preparações (fraca, moderada e forte) disponíveis.

Para o emprego seguro de corticosteroides tópicos, algumas recomendações devem ser seguidas:

- Escolha a potência da preparação de acordo com a gravidade do distúrbio e procure reduzir a potência logo após alcançar uma resposta.
- Use preparações de potência média a fraca para o tratamento de manutenção.
- Nunca deixe uma paciente que está usando um corticosteroide tópico potente sem monitorização regular.
- Procure reduzir o uso prolongado de corticosteroide tópico associando preparações não esteroides, quando possível. No entanto, no líquen escleroso, isto geralmente não é viável.
- Não indique um intervalo do tratamento, caso isto resulte em recidiva.
- Sempre use pomadas no lugar de cremes. Pomadas são melhor toleradas e causam menos irritação e alergia. Algumas pacientes não suportam o uso de pomadas, nesses casos os cremes podem ser usados se houver tolerância.
- Monitore o aparecimento de eritema: este é um sinal de que a potência do corticosteroide tópico está muito forte para sua paciente. Reduza para uma potência mais baixa, e o eritema desaparecerá ao longo das próximas semanas.
- Reconheça que uma manifestação de "pele fina" é muito improvável se você usar corticosteroides tópicos desta maneira. A "pele fina" se apresenta com fissura provocadas durante o intercurso sexual ou pelo aparecimento de estrias. Esses efeitos são observados somente em pacientes não supervisionadas e usando preparações potentes por longos períodos de tempo.

O que Fazer se um Medicamento Causa Sensação de Fisgadas na Pele

Os medicamentos podem causar sensação de fisgadas na pele por vários motivos:

- É inerente ao próprio medicamento
- A sensação é causada por um conservante ou um produto encontrado na base de um creme
- A reação inflamatória cutânea é grave ou apresenta fissuras
- A paciente tem hiperalgesia associada à neuropatia
- A paciente usou corticosteroide tópico potente em excesso e há eritema cutâneo e aumento da sensibilidade

A primeira medida é avaliar se existe uma condição subjacente. Se houver uma dermatose com reação inflamatória grave e nenhuma terapia tópica for tolerada, o uso de um agente sistêmico pode ser necessário para controlar esta dermatose antes de retomar o uso de um agente tópico.

Em muitos casos, a sensação de fisgadas permanece por alguns dias. Na suspeita de excesso de corticosteroide tópico, deve-se reduzir para uma preparação mais fraca. Se o exame for normal e há suspeita de hiperalgesia, a terapia tópica deve ser interrompida.

Se está usando uma formulação em creme, trocar para uma fórmula de pomada. Algumas terapias tópicas podem provocar a sensação de fisgadas mesmo na pele intacta, em especial o tacrolimo e o pimecrolimo. Algumas pacientes simplesmente precisam de um produto alternativo.

Dicas para Otimizar a Adesão ao Tratamento

A falha de adesão ao tratamento pode estar relacionada com as seguintes situações:

- Medo de usar corticosteroides tópicos
- Custo do tratamento
- A paciente está se sentindo bem e não entende a razão para o tratamento de manutenção
- A paciente considera (talvez equivocadamente) que sua condição é de baixo risco
- Regimes de múltiplas aplicações diárias
- Regimes terapêuticos intermitentes; em geral são esquecidos
- Efeitos colaterais do tratamento
- Barreiras psicológicas, como depressão, negação, esquecimento
- Vergonha de ter cremes e pessários vaginais onde membros familiares podem encontrá-los
- Determinados neuromoduladores, como os antidepressivos tricíclicos, que ainda estão associados ao estigma de serem usados para depressão maior

Para otimizar a adesão ao tratamento, as seguintes recomendações são importantes:

- Certificar-se de que a paciente compreenda os riscos da não adesão; no líquen escleroso, este risco inclui câncer e o reconhecimento desse risco melhora muito a adesão ao tratamento.
- Procure saber quais são as preocupações da paciente e o que está causando desconforto e tente encontrar soluções junto com ela
- Certifique-se de que a paciente compreendeu o que está sendo tratado e por quê
- Explique o conceito de doença crônica e a diferença entre cura e controle
- Tranquilize sobre os corticosteroides tópicos
- Explique que os tricíclicos não estão sendo usados como antidepressivos
- Mantenha os regimes simples, de uso uma vez ao dia, se possível
- Minimize o custo do tratamento de sua paciente de todas as formas possíveis, recomendando produtos econômicos e tornando-as cientes de que elas podem pesquisar pelo menor preço
- Agende uma consulta de acompanhamento e lembre sua paciente de comparecer

Quando Encaminhar uma Paciente para um Fisioterapeuta de Assoalho Pélvico

Os músculos inferiores do assoalho pélvico encontram-se diretamente sob o epitélio cutâneo da vulva e da mucosa vaginal. Uma reação inflamatória cutânea da vulva pode causar hipertonia dessa musculatura e isso pode causar dor à distensão das paredes vaginais e, consequentemente, dispareunia e dor com a inserção de absorvente interno.

Em geral a hipertonicidade ("espasmo") se resolve quando a causa subjacente melhora. Algumas vezes o espasmo persiste. O exame, nesta situação, permite identificar uma contratura fixa do músculo pubococcígeo, não sendo possível contrair ou relaxar o músculo. Este espasmo muscular pélvico persistente é geralmente exacerbado por problemas mecânicos coexistentes, como uma disfunção lombossacra ou uma disfunção da articulação do quadril.

Você deve considerar o encaminhamento para um fisioterapeuta se:

- A dispareunia não se resolve após a melhora do quadro de dermatose
- No exame podemos identificar espasmo pubococcígeo
- Há evidência de hiperalgesia

Quando Encaminhar uma Paciente para um Terapeuta

Comparado ao número de pacientes que encontramos com doença vulvar, poucas são encaminhadas para a terapia. Não é essencial encaminhar todas as pacientes com um problema vulvar para ajuda psicossocial.

Muitas pacientes com doenças cutâneas simples da vulva se recuperam rapidamente e retomam suas vidas sexuais normais sem qualquer ajuda, além do tratamento médico apropriado.

As indicações usadas para encaminhar para um aconselhamento no passado incluem:

- Problemas de relacionamento
- Abuso sexual
- Depressão
- Nível alto de raiva associado a uma experiência adversa prévia com a profissão médica
- Obsessões com infecções sexualmente transmissíveis
- Pacientes com espasmo do assoalho pélvico que não recuperam a confiança para retomar o intercurso sexual após o tratamento
- Pacientes que usam suas condições para manipular os outros
- O grupo muito pequeno de pacientes com uma causa de dispareunia genuinamente psicossocial

Quando Encaminhar uma Paciente a um Especialista de Controle da Dor

Geralmente, o uso de medicamentos neuromoduladores, os exercícios, a perda de peso e a fisioterapia, em geral resolvem bem os casos de dor por neuropatia vulvar.

Entretanto, em alguns casos a dor não responde ao tratamento, é persistente por muitos anos e está associada a problemas psicológicos. Existe um grupo de pacientes em que as interações medicamentosas com neuromoduladores requerem um médico especialista.

As pacientes que se enquadram nestas situações precisam da experiência de um especialista em controle da dor. Elas frequentemente também precisam de ajuda psiquiátrica, embora esta sugestão não seja tão bem recebida.

Você Deve Dizer a uma Paciente que não Tem Mais Nada para lhe Oferecer?

No decurso do manejo de pacientes com doença vulvar, algumas pacientes alegam que em alguma ocasião de consulta médica ouviram a informação de que nada mais poderia ser feito para ajudá-las.

Essa situação está mais associada à falta de informações disponível aos médicos no assunto de doença vulvar do que ao limite das opções terapêuticas.

Certamente não podemos ajudar todo mundo. Em alguns casos, não temos as habilidades. Em outros, os problemas psicológicos interferem na adesão eficaz ao tratamento, dificultando o alcance de um bom resultado da terapia.

Quando achamos que os problemas de uma paciente estão além de nossa área de competência, devemos deixá-las com um diagnóstico e um encaminhamento para outro médico que consideramos ser capaz de ajudá-la. É importante saber quando é hora de uma paciente seguir adiante, mas não no sentido de que "não há nada que alguém possa fazer para ajudar".

Existe algo que irá ajudar a maioria das pacientes, mesmo que seja apenas uma validação de que seus problemas sejam reais e mereçam nossa atenção. Nada na medicina foi mais negligenciado do que o campo da doença vulvar.

Abreviações

ISSVD - International Society for the Study of Vulvar Disease

Índice Remissivo

Números acompanhados pela letra *t* em itálico indicam tabelas.

B

C